AF494774

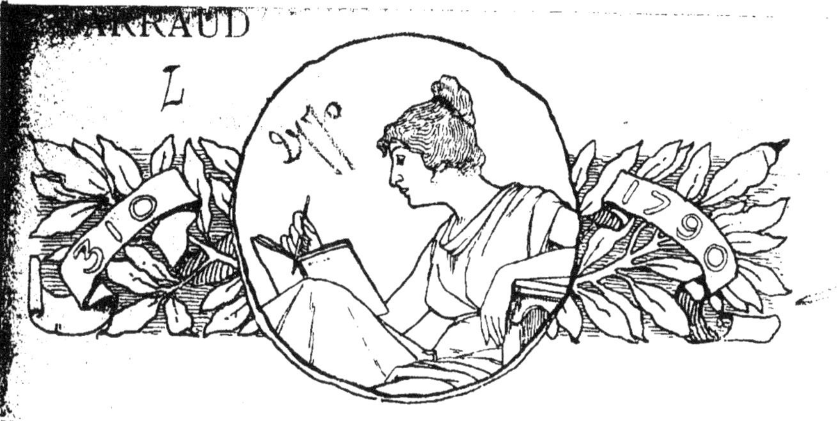

PROMENADE

D'UN

MÉDECIN

A TRAVERS L'HISTOIRE

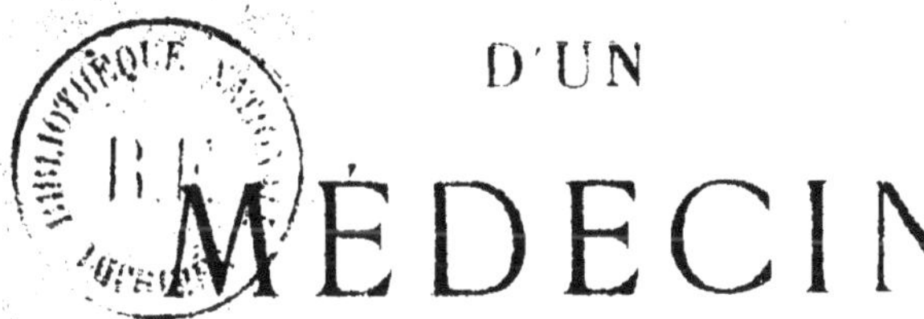

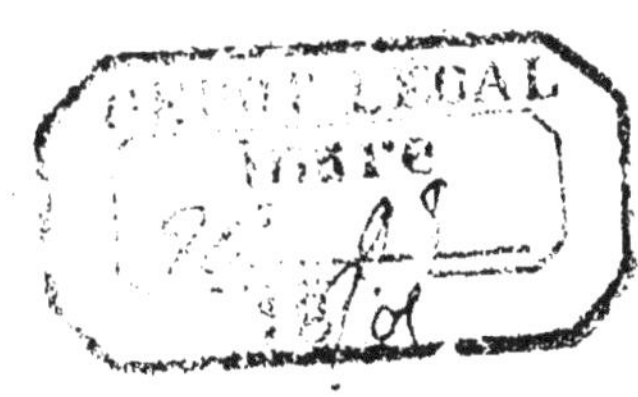

PARIS

F. R. DE RUDEVAL ÉDITEUR

4, RUE ANTOINE DUBOIS (VIᵉ)

1906

Promenade d'un Médecin

à travers l'Histoire

Dr J BARRAUD

Promenade

d'un Médecin

à travers l'Histoire

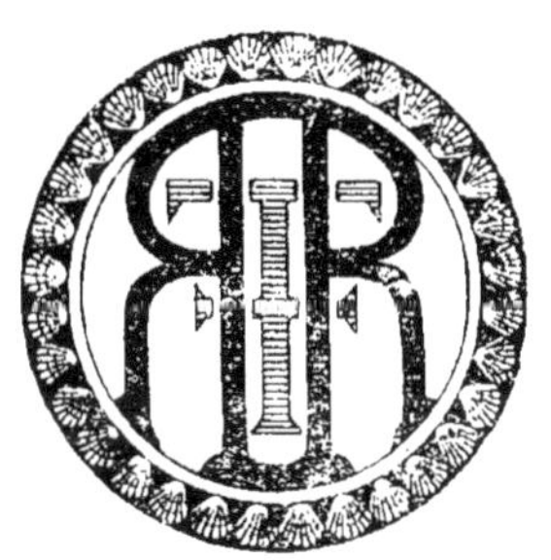

PARIS

F. R. DE RUDEVAL, IMPRIMEUR-ÉDITEUR

4, RUE ANTOINE DUBOIS, 4 (VIᵉ)

1905

A l'auteur du « Cabinet Secret »

et des « Indiscrétions de l'Histoire »

Le Docteur CABANÈS.

PRÉFACE

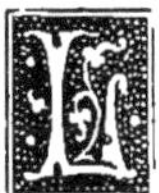ORSQU'UN médecin contemple le monde exté-
rieur, il s'en fait évidemment une idée to-
talement différente de celles des autres
hommes.

En effet, nous autres médecins, nous
avons toujours sur le nez une lunette qui nous
change complètement les objets, qui les redresse,
qui nous les montre sous leur véritable aspect :
cette lunette, c'est la clinique.

Quand on a vécu, pendant dix ou quinze
ans, dans des amphithéâtres de dissection ou des
salles d'hôpital ; quand on a entendu pendant une
suite ininterrompue de jours, des professeurs plus
ou moins littéraires et éloquents vous rabâcher
aux oreilles des leçons de pathologie, de thérapeutique ou d'hygiène ; quand on a côtoyé pendant longtemps des voisins aussi peu aimables et
aussi peu gracieux que la fièvre typhoïde ou que
la tuberculose, on a acquis une façon tout à fait
spéciale de regarder autour de soi.

Si l'on met plusieurs hommes en face d'un même paysage, chacun de ces hommes enregistrera dans son cerveau la photographie de ce paysage avec des couleurs spéciales, avec des remarques particulières, en rapport avec les idées de chacun d'eux.

L'agriculteur, si poétique soit-il, ne pourra s'empêcher de songer à la qualité de la terre, et aux céréales qu'on pourrait bien y cultiver. L'officier y cherchera de suite l'importance de telle ou telle colline ou de tel ou tel bois au point de vue stratégique. Le naturaliste y découvrira d'un coup d'œil l'âge des terrains ou les diverses familles des végétaux. Le poëte et le peintre, méprisant ces considérations matérielles, n'y verront que la courbe gracieuse du ruisseau, les notes éclatantes des fleurs, les dégradés des feuillages, le dessin sauvage et hardi d'un rocher.

Le médecin, — sera-t-il à la fois propriétaire, ancien officier, licencié ès sciences naturelles, peintre ou poëte — ne pourra s'empêcher de remarquer l'humidité ou la sécheresse, la proximité d'un marais, l'exposition aux vents, etc., etc.

Le médecin voit mille et mille choses auxquelles un autre homme ne songe pas ; ses regards sont comme les rayons X, ils vont fouiller jusqu'au fond de l'objet.

Mais si nous disséquons ainsi la nature, nous disséquons encore bien mieux le moral de nos semblables.

Tel homme sera pour tout le monde un grincheux et un mauvais caractère ; pour le médecin ce sera un dyspeptique ou un rhumatisant. Allez donc rire de bon cœur ou être naturellement aimable, quand vous n'avez pas encore digéré à six heures du soir la malheureuse tasse de lait composant votre déjeuner, ou quand vos articulations vous avertissent que le temps va changer !

Tel autre passera aux yeux du public pour un grand original, et sera, pour le médecin qui le regarde, bien près de l'aliénation mentale.

Nous pourrions multiplier les exemples, nous préférons élargir notre sujet. En partant du même principe, un médecin lisant l'histoire y découvrira certainement des choses qu'un autre homme n'y aurait pas vues.

Il verra dans la biographie d'un grand homme, en dehors des actes plus ou moins héroïques, les souffrances physiques qu'il aura pu endurer, la marche qu'aura suivie en lui telle ou telle maladie, les tares héréditaires qu'il aura pu recevoir de ses parents, ou transmettre à ses descendants.

Un lecteur ordinaire, révolté par les actes de tel ou tel souverain, fermera son livre en disant : « Quel monarque barbare et cruel ! » Le médecin dira : « C'était un dégénéré ! »

Un historien, écrivant l'histoire du seizième siècle, citera la grande lignée d'Henri II et de Catherine de Médicis et ne s'occupera que des trois enfants devenus rois.. Un médecin s'inquiétera de la longue stérilité de la reine, des causes qui ont pu amener ensuite sa belle fécondité ; il cherchera pourquoi tant d'enfants sont morts en bas âge, et pourquoi les autres ont vécu si peu de temps.

Mais nous dira-t-on à quoi servent ces futilités ? Qu'importe à l'histoire de la France que François I⁰ soit mort de la syphilis, ou Charles IX de la tuberculose ?

Nous répondrons que ces détails importent beaucoup ; que bien souvent, chez un monarque, une souffrance physique quelconque a été, dans ses décisions, comme le caillou qui fait dérailler un express :

Pour grands que sont les rois, ils sont ce que nous sommes.

Nous savons bien que, pour un souverain, il n'est migraine qui compte quand le protocole a parlé ; et que souvent il lui faut saluer, sourire, prononcer des discours, assister à une revue navale ou présider un banquet, tout en étant torturé par une diarrhée cholériforme ou une névralgie dentaire atroce. Mettez-vous un instant à sa place, et dites-nous si son sourire aura le même naturel, si ses discours auront le même entrain que s'il était indemne de quelque affection physique ?

A notre avis, ces névralgies, ces migraines, ces coliques, ces petits riens en un mot sont beaucoup, sont presque tout dans l'histoire. Comparez donc le règne d'Henri IV jovial, gros mangeur et plein de santé, avec les années terribles et torturées d'un réchétif comme François II ou d'un tuberculeux comme Charles IX ?

Mais le médecin aura également un autre sujet d'étude dans l'histoire. Après avoir fait des recherches biographiques, il pourra encore examiner l'ensemble d'une époque, étudier les mœurs, les coutumes, l'évolution des idées, la façon de vivre en un mot de nos ancêtres plus ou moins éloignés.

Aussi, nous a-t-il paru intéressant, à la suite du docteur Cabanès — dans ses admirables ouvrages et dans son journal si documenté, la *Chronique Médicale* — de faire en quelque sorte une promenade médicale à travers l'histoire de notre pays.

L'opinion que nous nous sommes faite en terminant cet ouvrage, c'est que l'homme d'aujourd'hui est absolument le même qu'il y a plusieurs siècles. Entre nos contemporains et ceux d'Isabeau de Bavière, il y a une très grande différence de costumes,...... mais il n'y a qu'une toute petite différence de caractères.

Saint Hilaire
Évêque de Poitiers
(303-372)

SAINT HILAIRE
Évêque de Poitiers
(303-372) (¹)

Peu de villes en France pourraient lutter avec Poitiers au point de vue de l'intérêt historique. Il n'est peut-être pas une page de l'histoire de notre pays, depuis les temps reculés des Gaules jusqu'au siècle dernier, où le nom de Poitiers ne soit écrit.

En dehors de sa position stratégique importante, de la force de ses remparts et de son château, l'antique capitale des Pictaves fut dès le IIe siècle, et pendant tout le Moyen âge, un centre intellectuel de premier ordre, un foyer de doctrine catholique. Résidence royale sous les Wisigoths, Poitiers vit Clovis en 507 détruire, sous ces murs,

---

(1) Nous avons écrit ce chapitre en souvenir des bons moments passés à Poitiers.

1.

la puissance de ses rois, et vit mourir Alaric II.
Deux siècles après, Charles Martel venait y porter
un coup fatal à la puissance de l'islanisme. De
1087 à 1127, la ville eut pour comte le grand seigneur troubadour Guillaume de Poitiers. Aux XIᵉ
et XIIᵉ siècles, un certain nombre de conciles provinciaux furent tenus à Poitiers ; le plus connu est
celui où fut condamné le roi Philippe Iᵉʳ, coupable
d'adultère. La ville passe ensuite au pouvoir des
Anglais par le mariage d'Eléonor d'Aquitaine avec
le roi d'Angleterre Henri II, jusqu'à Philippe-Auguste. Reprise en 1356 par les Anglais, après la
défaite de Jean le Bon sur le plateau de Maupertuis, la ville fut rendue à la France par Duguesclin
en 1372. Le séjour de Jean de Berry lui rendit sa
prospérité ; Charles VIII y fut proclamé roi de
France. En 1560, s'y tint le deuxième synode national de l'église réformée de France. En 1562,
Poitiers fut en proie aux violences des protestants
et des catholiques.

En 1569 Coligny assiège Poitiers. En 1577,
Henri III y signe un édit mettant fin à la sixième
guerre de religion, accordant aux protestants
l'exercice de leur culte. Enfin, sous la Restauration, c'est à Poitiers que se dénoue la conspiration
de Thouars et Saumur, par la condamnation du
général Berton.

Et pourtant, malgré son passé si glorieux, Poitiers s'est endormi d'un sommeil profond. Comme Bruges en Flandre, comme Guérande en Bretagne, Poitiers a oublié ce qu'il a été. Mirant dans le Clain ses vieux remparts et son antique cathédrale, la ville ne se souvient ni de sa gloire, ni de sa prospérité. Les habitants méconnaissent leurs aïeux et bien peu nombreux sont les Poitevins qui se sentent un peu émus et fiers à la vue de la tour Maubergeon et au souvenir de Jean de Berry.

Depuis quelques années cependant, un courant semble s'être formé pour redonner à la ville le souvenir de ses gloires d'antan. On cherche un peu à se rappeler, à faire revivre le passé; on pratique des fouilles, on répare les ruines.

En écrivant ce chapitre, nous avons tenu à apporter nous aussi notre petite pierre à cet édifice.

*
* *

En étudiant ici Saint Hilaire, nous n'avons nullement l'intention de nous occuper de l'écrivain, cela sortirait du cadre de notre ouvrage. Nous ne voulons que tracer un tableau de la vie du grand évêque de Poitiers, étudier en lui l'homme privé, pour ainsi dire l'homme physique, et voir aussi quel soulagement Saint Hilaire a apporté aux souffrances de ses contemporains par ses miracles ; car enfin, quelque soit le point de vue auquel on se place, que l'on considère les miracles comme une intervention divine, ou que l'on y voie simplement une action du moral sur le physique, les miracles n'en ont pas moins toujours été, depuis la mythologie jusqu'à Lourdes, un moyen de thérapeutique (1).

Saint Hilaire naquit aux environs de l'année 303. Les anciens n'étaient pas d'accord sur le lieu de sa naissance. Les uns voulaient qu'il fut né à Bourc en Saintonge, les autres à « Naliers en bas païs de Poictou », les autres, avec Saint Fortune, en Aquitaine, à quarante-deux lieues de la mer, sans autres indications. Mais si nous en croyons l'auteur des Vieilles Annales où nous avons cherché nos renseignements, on découvrit vers 1530, en l'église paroissiale de Saint-Hilaire de Claire, près Passavant en Poitou, les sépultures de son père Francarius et de sa mère.

Tout porte à croire que ses parents étaient païens, et pour qu'ils aient eu une sépulture dans une église, il faut que leur fils les ait convertis sur leurs vieux jours. C'étaient des gens de moyenne richesse, nobles, d'une seigneurerie appelée le Mureau.

Ses quinze ans sonnés, c'est-à-dire en 319, le jeune Hilaire part pour Rome et la Grèce

---

(1) Nous avons puisé nos renseignements dans les *Annales d'Aquitaine*, faicts et gestes au sommaire des Roys de France, d'Angleterre, et païs de Naples et de Milan : revues et corrigées par l'auteur mesmes, jusqu'en l'an mil cinq cens cinquante et sept, à Poitiers, chez Enguilbert de Marnef. — MDLVII.

étudier l'éloquence et les lettres latines et grecques. Il y reste huit ou dix ans et revient à Poitiers, instruit et chrétien.

Dans sa ville natale, il ne reste pas inactif : « il tint université, c'est-à-dire congrégation de jeunes gens de tous païs qui venoient à luy pour apprendre science humaine, évangélique, et pour estre instruits en la foy ».

Voilà le berceau de l'Université de Poitiers. C'est grâce à cette innovation que Poitiers devint un grand centre intellectuel et qu'il conserva cette renommée pendant tout le Moyen âge. Les principaux élèves de Saint Hilaire furent Saint Mesme, Saints Jovin, Saints Maixents frères, son filleul Saint Hilaire, Saint Juvence, etc. Du sein de cette école partirent les attaques contre Arius et ses disciples, les ariens, qui furent les ennemis acharnés de Saint Hilaire.

Déjà célèbre et doté d'une fortune suffisante, Saint Hilaire ne pouvait manquer de se marier. Il épousa alors en l'église Saint-Nicolas, la fille d'un homme riche du pays dont il eut aussitôt une fille nommée Apre.

*
* *

Qu'on nous permette ici une parenthèse au sujet de l'église Saint-Nicolas. Cette église qui depuis devint *Notre-Dame-la Grande* venait d'être construite en l'honneur de Nicolas, évêque de Myrrhe, nouvellement décédé.

Voici à ce sujet une anecdote curieuse au point de vue archéologique et même au point de vue médical : « On dict communément que le nom de la dicte église fut changé pour le premier miracle qui fut faict en la dicte église, par les mérites et intercessions de la benoiste Vierge. » L'abbé de cette église avait un jeune neveu, très dévot mais qui, étant donné son jeune âge, eut un jour envie de connaître les mystères de l'amour, car pour être dévot l'on en est pas moins homme. Il fit la connaissance d'une jeune femme qui lui promit de venir le rejoindre en son lit la nuit suivante : « et eux estans au lict, ce jeune enfant avant que de s'approcher de la femme luy demande son nom : elle luy feist response qu'on l'appelait Marie. Lors il se reculla d'elle et luy dist, Marie mamye, pour la révérence de celle dont vous indigne portez le nom, je m'abstineray de vous toucher, car elle est le miroir de chasteté et la Vierge des Vierges. Et ce faict il s'abstina de son impudicité ».

Malheureusement notre jeune coquebin était tellement contrit et malheureux de ce qu'il allait faire, qu'il s'évanouit et « s'esmeut le sang en son corps si très fort qu'il mourut dedans une heure après ». La femme avait eu la présence d'esprit d'appeler les serviteurs, de peur qu'on ne l'accusa de cette mort. L'oncle abbé, qui n'était

pas commode, apprenant que son neveu était mort
a côté d'une femme impudique, lui refusa la sépulture en terre sainte et le fit enterrer aux douves
du Palais de Poitiers, « au lieu où est comme on
dit la maison de Maisonnier dict Péricault. »

Quinze jours après, bien que ce ne fut
pas la saison, un rosier blanc splendide fleurissait
sur la tombe. On déterra le jeune homme et « on
trouva en sa bouche ung petit brevet de papier où
estoit escript en lettres d'or, Maria. » On interro-
gea la femme, les serviteurs, le prêtre qui avait
confessé le mourant ; on apprit qu'il était mort de
chagrin et de contrariété et on s'empressa de le
porter en terre sainte. « Et en commémoration de
ce, on feist faire une image Notre-Dame en la
dicte église Sainct-Nicolas, qui est l'image qu'on
y voit de présent, ou depuis ont esté faict tant de
miracles, qu'au moyen de ce, on appela la dicte
église Notre-Dame-la-Grande. »

⁂

En 341, l'évêque de Poitiers, Pascentius,
meurt. Le clergé et les notables ne voient pas de
meilleur successeur à lui donner que Saint Hilaire.
Celui-ci se récuse d'abord par modestie ; on insiste,
on lui répond en lui parlant de son université et de
l'éclat de son talent. Il objecte alors qu'il est marié. Les Poitevins lui répondent que cela n'a pas
d'importance, car « ils gardoyent encores l'opinion

de Monsieur Saint Paul qui fut tousiours approuvée en la primitive église, lequel permettoit indifféremment à tous ceux qui ne se pouvoient contenir en chasteté de se marier. »

Ils avaient les idées larges les Poitevins d'alors !

Saint Hilaire ne partage pas tout à fait l'opinion de Saint Paul ; il accepte bien le titre d'évêque (1), mais il tient à être chaste, et comme il a près de quarante ans, il obtient facilement le consentement de son épouse : « délibera à vivre en chasteté, et se contentirent d'une fille qu'ils avoyent eue puis demy-an de leur mariage, nommée Apre. »

En 356, l'empereur Constance réunit un concile d'évêques à Béziers, pour défendre l'arianisme, sous la présidence de Saturnin, évêque d'Arles, chef dans les Gaules du parti arien. Saint Hilaire s'y rend pour critiquer la doctrine de ses adversaires ; et là, avec Saint Eusèbe, il déploie une telle énergie et un tel courage, que Saturnin obtient de l'empereur leur exil en Phrygie.

Saint Hilaire devait rester quatre ans en Phrygie, au milieu des souffrances et des maladies. Heureusement pour lui que Saint Eusèbe se mit

---

(1) Saint Hilaire fut le dixième évêque de Poitiers ; voici les noms de ses prédécesseurs : Nictarius, Liberius, Tupianus, Agon, Hildipianus, Justinus, Bellator, Aliphius et Pascentius.

à faire de la médecine : « paouvrement nourry, et bien souvent des pratiques de Sainct Eusèbe, qui pour vivre en son exil usoit aucunes fois de la médecine. »

C'est pendant cet éloignement que Saint Hilaire compose ses ouvrages ; un traité en douze livres sur la Trinité, des Commentaires sur les Psaumes et sur l'Evangile de Saint Mathieu, une requête adressée à l'empereur Constance, etc. Il opère aussi déjà des miracles : il délivre l'île de Galinaire des serpents qui l'infestaient, et ressuscite quelques morts.

Il est même atteint de télépathie : il devine que sa fille Apre est demandée en mariage par le comte de Poitiers, et il lui écrit pour la dissuader de ce mariage, lui promettant en échange « un vestement de Virginité et la Marguerite de charité, pour estre espouse de Iésus. »

Rappelé d'exil au bout de quatre ans, Saint Hilaire s'achemine vers Rome, suivi de Saint Eusèbe et d'une jeune fille nommée Florence qu'il avait baptisée. — Cette jeune fille l'accompagna même jusqu'à Poitiers où elle vécut et mourut dans la plus grande sainteté. En 1550, c'est-à-dire douze cents ans après sa mort, on promenait encore ses restes en procession solennelle, au moment des grandes sécheresses, pour attirer la pluie —.

Arrivé à Rome, Saint Hilaire se rend au milieu des évêques ariens réunis en conclave, et confond l'antépape Léo. La dispute est même si vive entre les deux évêques, que Léo, fatigué et indisposé, se retire « en son secret pour lascher son ventre », et y meurt misérablement.

Il faut croire que ce genre de mort était une spécialité pour les ariens, car Arius lui-même était mort de la sorte. Rentrant d'exil en 341, il voulut déposer Alexandre de l'évêché d'Alexandrie pour prendre sa place : « mais ainsi qu'on menoit Arius à l'église, pour le mettre au siége épiscopal, ung mal de ventre le surprint, et s'en alla à son secret, où il rendit toute la tripaille par le bas, et mourut misérablement par punition divine. »

Nous ne voudrions pas être méchants, mais cette punition divine sent diantrement le poison !

Saint Hilaire regagne enfin Poitiers, accompagné de Saint Martin et emportant comme relique, une partie de la barbe de Saint Pierre.

Lorsque les Poitevins apprirent le retour de leur évêque, ils se portèrent en masse au-devant de lui, et c'est presque porté sur leurs épaules qu'il regagna son évêché.

On raconte même à ce sujet qu'une femme qui habitait « devant les grans Ecolles et maison commune des Seigneurs » était entrain de baigner son nourrisson lorsque le cortège passa devant chez elle. Désireuse de revoir son évêque, elle quitta son enfant et alla dans la rue; lorsqu'elle revint, elle trouva le bébé noyé. Folle de désespoir, elle prit le petit corps, le porta à Saint Hilaire qui, se prosternant à terre, priant et pleurant, fit le miracle de ressusciter l'enfant.

Quelques jours après, il donna à Saint Martin une maison à Ligugé. Celui-ci y fonda un couvent et, digne élève de Saint Hilaire, il ressuscita coup sur coup deux morts « dont un s'étoyt pendu par désespoir. »

L'histoire ne nous dit pas si cela fit le bonheur du pendu !

Non content de cet acte de générosité, Saint Hilaire chercha aussi aux environs de Poitiers une petite place pour Saint Benoît, évêque de Samarie, et il le logea de l'autre côté du Clain, au château Granier.

Après s'être occupé de ses amis, Saint Hilaire s'occupa ensuite de sa famille. Depuis son retour, sa fille lui demandait à chaque instant quand il lui donnerait « la Marguerite et le riche vestement, c'est-à dire la joye de Paradis et la vie éternelle... » Saint Hilaire se dit que, s'il mourait avant sa fille, elle courait le risque de se marier ; aussi, pendant plusieurs jours et plusieurs nuits, fit il des prières, des jeûnes, des aumônes ; et, « d'une fièvre tierce, qui fut assez longue et griefve, la pucelle Apre trépassa. »

Saint Hilaire annonça à sa femme cette bonne nouvelle. Celle-ci alors le supplia de lui rendre le même service. Bon époux comme il avait

été bon père, le grand évêque accepta, et « tantost
après la bonne épouse rendit son âme à Dieu et fut
mise en riche sépulture auprès de sa fille, en
l'église Sainct-Jehan et Sainct-Paul, que Sainct
Hilaire avoyt fait construire près des murs. »

Quant à lui, il se fit bâtir une petite demeure avec une petite chapelle, dont on fit ensuite
une fort belle abbaye pour les religieux de l'ordre
de Saint-Augustin et qu'on appelle Saint-Hilaire
de la Celle, en l'honneur de celui qui y avait
habité.

Pendant quelques années encore, Saint
Hilaire continua tranquillement à gérer son dio-
cèse, faisant par-ci par-là quelques miracles :
comme en Périgord il fit sourdre une fontaine sous
un arbre pour les fidèles qui l'écoutaient et qui
avaient soif. Un autre jour qu'il allait à Ligugé
voir Saint Martin, il le rencontra en une vallée et
la mule sur laquelle il était monté s'inclina devant Saint Martin. « Mais au relever, la forme du
pied de la dicte mule demoura engravée en une
pierre, comme on voit encores de présent ; et à ce
moyen le dict lieu a toujours esté appeller depuis
le pas de la mule. »

Il fit aussi des adeptes bien sincères,
comme cette Sainte Triaise qui s'enferma, pour le
reste de ses jours, dans une petite cellule auprès
de l'église de Saint-Jean et de Saint-Paul, et qui
fit tant de miracles après sa mort.

Nous sommes en 372, les jours du grand

évêque sont comptés. Averti par révélation divine
— ou par télépathie — (appelons ça comme vous
voudrez !) que sa fin était prochaine, Saint Hilaire
réunit ses fidèles, leur fit un dernier sermon et
leur adressa ses adieux.

« Or n'eut plus Sainct Hilaire avec luy que
Sainct-Just et Sainct Lienne qui estoyt son prestre
ordinaire : et le jour qu'il devoit tréspasser (qui
fut le treizième jour du mois de janvier, l'an sus-
dict trois cents soixante et douze), il ne sortit hors
de la chambre car il sentit le mal duquel il devoit
déceder, et tout le jour ne cessa de prier Dieu et
d'avoir les mains joinctes et les yeux tendus vers
le ciel, en attendant l'heure de son diffinement.
Et avoyt près de luy Sainct Just et Sainct Lienne,
lesquelz de ce avertis furent tout le jour en orai-
son de genoux près de son lict. en plorans et jec-
tant secretez larmes. sur lequel lict faict de matras,
Sainct Hilaire estoyt couché. Et la nuit venue,
commanda à Sainct Lienne, environ unze heures,
qu'il sortist de la chambre pour scavoyr s'il y
avoyt plus de bruict en la ville. Ce que fist Sainct
Lienne, et luy raporta, qu'il y avoyt encore quelque peu de bruict, et que les habitans ne s'estoient
encores tous retirez. Sur quoi fault entendre qu'aucuns des dicts habitans avoyent esté advertis de
la maladie de Sainct Hilaire, et qu'il avoyt prédict
son bref décès et tréspas. Pourquoy plusieurs al-
loient et venoient encores jusques à la dicte heure
autour de sa maison pour scavoyr s'il estoyt point

décédé. Et ung peu devant minuict, après que chascun se fut retiré, Sainct Hilaire dist de rechief à Sainct Lienne qu'il sortist hors pour scavoir si il n'y avoit plus de bruict. Ce qu'il fist et luy rapporta au poinct de la minuict que tout estoyt en silence. En quoy disant, la chambre fut remplye de si grand lumière, qu'a peine Sainct Lienne et Sainct Just la pouvoient supporter. Et de minute en minute, ainsi que la lumière cessoit, Sainct Hilaire dèffinissoit. Et en cette façon dedans demye heure après, rendit son àme à Dieu. »

Il paraît qu'après sa mort le corps se mit à sentir comme baume. On le mit dans un cercueil et on l'exposa. Les malades défilèrent alors en foule, et les miracles ne se comptèrent plus : « lépreux, fébricitans, démoniacles, insensez, furieux et paralitiques », tous retrouvèrent la santé.

Après bien des délibérations pour savoir où l'on enterrerait Saint Hilaire, on décida qu'il serait inhumé en l'église Saint-Jean et Saint-Paul, entre sa fille et sa femme.

Alors, au milieu d'une forêt de cierges, le corps de Saint Hilaire fut conduit en sa dernière demeure, accompagné de tous les prêtres de la cité, des nobles, des bourgeois et d'une grande foule de peuple. En s'y rendant on passa par la rue des Arènes où habitait un vieillard, cloué sur son lit depuis deux ans par la paralysie. A l'approche du cercueil, le vieux se leva et suivit le cortège en priant.

C'est alors que commence une série indéfinie de miracles dont nous allons relater les principaux.

Francus et Périlleuse, sa femme, avaient un fils nommé Probianus. Cet enfant fut, tout jeune, si gravement malade qu'on le prit pour mort. Les parents portèrent le corps de leur enfant dans l'église, le déposèrent en priant sur le tombeau ; « et incontinent l'enfant commença à ouvrir les yeulx et mouvoir ses membres, et finalement recouvrit la parolle et conséquament après peu de jours pleine santé ». Probianus devint depuis évêque de Bourges.

Deux jeunes gens de Cahors, Castérius et Crispo, avaient attrapé la lèpre par accident ; ils vinrent à Poitiers et se rendirent à l'église ou reposait le saint. Ils recueillirent la poussière qui était sur le tombeau, la délayèrent dans de l'eau claire, se lavèrent avec ce mélange et, neuf jours après, purent retourner chez eux absolument guéris.

Un homme nommé Félix était aveugle depuis de longues années. Il vint à Poitiers et passa la nuit en prières dans l'église, pendant que les moines chantaient matines ; ce fut lui qui le premier s'aperçut de l'arrivée du jour.

Un dimanche, une femme de Tonnay-Charente revenait chez elle en portant de l'eau dans un sceau. Brusquement, sans qu'on nous dise ni pourquoi ni comment, sa main devint aride et sèche. La femme vint à Poitiers en pèlerinage, posa sa main sur le tombeau de Saint Hilaire et guérit.

Un jour de la fête de Saint Hilaire, on porta en son église une jeune fille percluse et impotente depuis sa naissance. Au passage de la procession, la jeune fille recouvra l'usage de ses membres.

Une pauvre femme, débile et atteinte d'une maladie de cœur, vit en rêve Saint Hilaire qui lui commandait de faire un pèlerinage à son église. Elle obéit au saint et retrouva la santé et la vigueur.

Une femme, nommée Gode, était aveugle et presque paralysée des jambes. Elle se fait porter en l'église, guérit, remercie le saint et s'en retourne chez elle. Là, son mal la reprend. Elle revient à l'église, est soulagée de nouveau mais immédiatement reprise aussitôt partie. Après avoir fait trois fois la navette, elle comprend l'avertissement du saint, achète une maison touchant l'église, y habite et ne retombe plus malade.

Aux environs de Poitiers, un serpent s'introduit par la bouche d'un jeune paysan pendant son sommeil. On conduit l'enfant en l'église du saint, et le serpent ressort aussitôt.

« Environ le dict temps auquel Henry, roi d'Angleterre et dame Elénor son épouse estoyent seigneurs d'Aquitaine, advint au païs par punition divine une persécution merveilleuse, de maladie incongnue. Par laquelle les gens brusloient en leurs membres sans voir le feu, et avoyent des ulcères et playes sur le corps, ressemblans à chancres, dont plusieurs mouroient de mort enragée et désespérée... Aucuns s'advisèrent de se recommander à Sainct Hilaire, et après qu'ils eurent faict leurs voyages furent entièrement guéris. »

Si tous les Français avaient connu Saint Hilaire, le « mal des ardents » aurait fait moins de victimes. Ajoutons que le saint s'y prenait de trois façons pour guérir ces malheureux atteints d'ergotisme : les uns étaient guéris dans l'église, les autres sur le chemin du retour, les autres chez eux seulement. Mais tous étaient guéris.

Un sourd-muet, désirant guérir, se met en croix sur le tombeau du saint et s'y endort en faisant ses prières. Le saint lui apparaît pendant son sommeil et lui annonce que dorénavent il entendra. Mais il est probable que Saint Hilaire n'était pas laryngologiste, car il conseille au malade d'aller voir son collègue Saint Martin, à Tours, pour retrouver la parole : ce qui fut fait.

Nous pourrions continuer longtemps encore la série de ces guérisons. La renommée du saint guérisseur dura bien longtemps, et nous ne voudrions pas parier qu'il ne fasse encore aujourd'hui de temps en temps quelque petite guérison.

Racontons plutôt les choses merveilleuses qui se passèrent lorsqu'on voulut translater les cendres de Saint Hilaire.

Par crainte des invasions, on avait recouvert d'une voûte fermée les trois tombeaux du saint, de sa femme et de sa fille. Quelques années avant le règne de Clovis, on commença à creuser pour dégager cette voûte dont on mit à jour une petite ouverture. Une odeur merveilleuse se répandit immédiatement dans l'air.

Les maçons, qui ne sont forcément pas des saints, pris de peur et de vénération, refusèrent d'entrer dans la voûte. Trois prêtres, après s'être bien sanctifiés, s'introduisirent par l'ouverture et trouvèrent les trois tombeaux en parfait état. On décida alors de faire la translation le lendemain matin.

Mais voilà que dans la nuit, un des prêtres mourut, le second devint aveugle et le troisième paralytique.

On comprit alors que Dieu ne voulait pas que cette translation se fit tout de suite et l'on referma le tout.

Quelques années plus tard, Clovis fit réédifier l'église Saint-Jean et Saint-Paul, lui donna le nom de Saint-Hilaire et fit mettre au milieu le tombeau du saint.

A cette occasion, une foule de malades furent encore guéris.

La prostitution
au temps d'Isabeau de Bavière

LA PROSTITUTION
AU TEMPS
D'ISABEAU DE BAVIÈRE

VANT d'entreprendre une étude de mœurs au temps d'Isabeau de Bavière, il est nécessaire d'avoir une idée bien exacte de l'état des esprits à cette époque ; autrement l'on risquerait fort de trop noircir le tableau. Il ne faut pas considérer les faits et gestes des contemporains de Charles VI, comme on considérerait les actes de nos contemporains : il faut ne pas perdre de vue la *simplicité* de nos bons aïeux, leur liberté de langage et leur sans-façon.

Certaines choses qui nous paraîtraient monstrueuses si elles se passaient sur une de nos places publiques, nous sembleraient moins graves si nous les voyions se produire au Congo ou aux environs de Tombouctou. La distance historique change les faits comme la distance géographique ;

2.

la différence de latitude produit les mêmes effets sur les événements que la différence de siècles· « Vérité en deçà des Pyrénées, erreur au delà ». Vérité hier, erreur demain. Qui sait si notre façon de vivre actuelle ne semblera pas monstrueuse, scandaleuse, infâme ou simplement stupide aux hommes de l'an 2500 ? C'est probable, on peut même dire : c'est certain.

Nos bons aïeux avaient des mœurs qui, évidemment, jureraient un peu aujourd'hui; mais ils avaient une franchise que nous ignorons. Ils avaient l'habitude d'appeler « un chat un chat »; (aujourd'hui, nous appelons ça d'une foule de noms). Ils avaient l'habitude de considérer le... bas d'un individu comme chose aussi naturelle que le visage ; aujourd'hui, les journaux illustrés, qui se risquent à dessiner sur leur couverture une femme à peu près nue. se voient aussitôt confisqués et condamnés.

Est-ce à dire que nous valons mieux ? Ceci reste à démontrer. Mettons que nous avons plus de *vernis*, et surtout plus d'hypocrisie.

Voici ce que pense à ce sujet notre confrère Withowski (dont nous partageons entièrement les idées), dans son livre *Les Médecins au théâtre*: « Allons! le rire de nos pères — qui ignoraient les Tartuffes de robe longue et courte — était plus franc que le nôtre, et au XVᵉ siècle la gaieté gauloise régnait en souveraine, même chez nos flegmatiques voisins, les Anglo-Saxons... Voyez donc d'ici la frimousse effarée des miss dégénérées, saturées d'hypocrisies et de pudicité ; entendez-vous leurs cris d'oisillons en détresse, leurs *schocking* désespérés, à la vue des « Facéties joyeuses et récréatives » d'autrefois ? »

Nos mondaines actuelles rougiraient et pousseraient les hauts cris, si l'on se risquait à jouer dans un théâtre un des Mystères du temps de Charles VI ; mais elles rient franchement et trouvent amusantes au possible les pièces à alcôve et à déshabillés suggestifs, qu'on représente actuellement sur toutes nos scènes, et dont le fond est certainement plus immoral que les Mystères du temps, si la forme en est plus soignée.

Elles criraient « aux mœurs, au scandale » et se sauveraient à toutes jambes (tout en regardant en arrière), si elles voyaient un homme ou une femme se promener sur nos boulevards dans le costume d'Adam ; mais pas une n'hésitera à assister à une séance de luttes. et ne trouvera drôle un seul instant, sur nos plages à la mode, de converser pendant une heure ou deux avec un monsieur en costume de bain... bien ajusté. Et qui y a-t-il de plus immoral qu'un costume de bain ?...

Nos bons aïeux étaient plus simples et plus francs. Donnons-en quelques exemples.

C'est en général une action pénible et même douloureuse de marcher nu-pieds dans la rue (sauf pour ceux qui ont cette habitude depuis leur enfance). Aujourd'hui, dans les processions de Bretagne, on voit beaucoup de pèlerins accomplir tout le trajet, soit sur les genoux, soit nu-pieds ; c'est pour eux une idée de sacrifice. Eh bien, nos pères avaient élargi cette façon de faire : puisque c'est un supplice de marcher nu-pieds, ce sera une action bien plus pénible encore de s'en aller tout nu par le grand soleil, la pluie ou la neige. Et dans toutes les processions d'alors, on voyait nombre de pèlerins des deux sexes suivre les reliques des saints, n'ayant que leur foi….. pour tout costume. Certains historiens ont voulu voir là un fait de la dépravation des mœurs ; nous ne sommes pas de leur avis.

Autre chose : la nudité ne sert pas qu'aux processions, ni que de pénitence pour certains coupables ; elle peut aussi être prise comme but de décoration et d'esthétique. Aujourd'hui, dans tous nos music-halls, les femmes se présentent sur la scène, uniquement vêtues de maillots couleur chair. Plus la femme est bien faite, plus le maillot est mince et collant, et plus la femme a de succès... Serait-ce donc un grand mal d'être plus simples et plus francs ? Nos bons aïeux étaient beaucoup plus dans le vrai : quand ils voulaient se payer le luxe d'admirer une jolie femme, ils ne lui mettaient pas de maillot !

Ainsi, lorsque le roi Louis XI fit son entrée dans Paris, tout le long du chemin, depuis la porte Saint-Denis jusqu'à Notre-Dame, on lui offrit différents spectacles, et entre autres : « Trois belles » filles faisant personnages de seraines, toutes nues, et leur voyoit-on le beau tétin, droit, séparé, rond et dur, qui étoit chose bien plaisante : et disoient de petits motets et bergerettes ». Quelques mètres plus loin, Louis XI put contempler une scène analogue — mais, cette fois, c'étaient des hommes — « une passion a personnages, et sans parler ; et Dieu étendu en la croix et les deux larrons a dextre et a senestre (1) ». On pensait sincèrement alors que ces sujets, pour lesquels on n'avait certainement pas choisi des rachitiques ou des bossus, étaient un spectacle digne de la majesté royale et ajoutaient de l'éclat à la fête. Aujourd'hui, on met des statues qui sont tout aussi indécentes... Il est vrai qu'elles sont de marbre !

Nous parlions tout à l'heure de théâtre, revenons-y un peu : c'est sous Charles VI que s'installa le premier théâtre. Jusqu'à cette époque, on ne voyait que des jongleurs, des chanteurs, des baladins, des faiseurs de tours dont quelques-uns étaient étonnants. Les *Confrères de la Passion de Notre-Seigneur* (2) s'installèrent, en mai 1398, dans le bourg de Saint-Maur-des-Fossés. Le prévôt de Paris, par une ordonnance du 3 juin, fit défense aux habitants de se rendre à ce spectacle. Les Confrères se plaignirent alors à Charles VI qui, ayant assisté à leur représentation,

(1) Chronique de Jean de Troyes, année 1461.
(2) Dulaure, *Histoire de Paris.*

en fut si satisfait que, le 4 novembre 1412, par lettres patentes, il leur permit de continuer leurs représentations dans Paris et dans les environs, et de se montrer dans les rues en costume de théâtre. Ce spectacle fit fortune à Paris, et les curés des paroisses, afin d'en faire jouir leurs paroissiens et d'en jouir eux-mêmes, avancèrent l'heure des vêpres, car les représentations commençaient à une heure pour se terminer à cinq.

Toutes les pièces étaient calquées sur les évangiles ou sur les actes des apôtres ; le fond en était toujours la glorification de la religion (un vrai sujet de pension de jeunes filles), avec quelques mérités coups de patte aux prêtres d'alors : mais la forme en était un peu rude. Voici, par exemple, une scène du crucifiement de Jésus-Christ :

Poy, pailhart, poy.

Alixandre

Faites-lui poy.
Crachez-lui trestous au visage,
Se vous pouvez, ou à la nage,
Et luy faictes montrer le...

Malque.

J'ai appétit
D'arregarder s'il porte brayes,
Et n'as ja besoin que tu n'ayes ;
Je crois que la chère est retraicte.

Girg

Il fait beau voir besoigne fète,
Gualans, montrons-luy tous le c...

Malbec,

Arregarde ; il est velu ;
Jésus, arregarde la lune.

Malegorge

Arregarde si le mien fume ;
N'est-ce pas la gorge d'un four ?

Primelle,

Par mon âme, tu es bien lourt ;
Que ne descens-tu pour nous battre ? (1)

Certaines scènes étaient, il faut l'avouer,
un peu... incorrectes comme gestes et comme action, mais nous ne craignons pas de le répéter : un
grand nombre de ces Moralités et de ces Mystères
pourraient être imprimés dans les mêmes recueils
que beaucoup de nos vaudevilles actuels.

Attaquons maintenant l'étude des mœurs
de ce temps. En écrivant le paragraphe précédent,
nous n'avons pas voulu un seul instant faire leur
apologie, mais simplement leur apporter quelques
circonstances atténuantes. Elles étaient loin d'être
jolies, les mœurs ! On peut même dire qu'à aucune
époque on ne vit tel mélange de débauches, de vols
et d'assassinats.

Un roi fou, une reine intrigante et ultra-
galante, des grands seigneurs rapaces, sans mora-

---

(1) Dulaure, *Histoire de Paris*.

lité et débauchés, la guerre avec l'Anglais, la guerre civile, autant de raisons pour que la société oubliât les bons préceptes qu'elle avait reçus sous Saint Louis et sous Charles V.

La vie valait si peu ; un événement, si léger et si imprévu, pouvait vous en priver si rapidement que, ma foi, on avait pris pour devise : courte et bonne. On s'efforçait de passer le temps le plus agréablement possible, sans se préoccuper du lendemain. A quoi servait de travailler ? On était pillé, brûlé, volé. Le seul moyen de gagner de l'argent était le vol ou l'assassinat. Quant aux autres jouissances terrestres, on les cherchait partout, et on les trouvait facilement.

La Cour

De tout temps, les peuples ont calqué leur façon de faire sur les grands ou sur les rois. Franchement, ils eurent, sous Charles VI, de bien tristes exemples : la Cour offrait alors un spectacle assez dégoûtant.

Un seul homme n'était pas coupable : c'était le malheureux roi. N'ayant que des éclairs de raison, il ne fit qu'obéir tout le temps à sa femme et à ses nobles parents. Comme la reine, en 1407, avait pourvu largement à la postérité du roi de France, en fournissant à la couronne douze rejetons plus ou moins légitimes, et comme elle avait à peu près déserté le lit conjugal — qui d'ailleurs ne devait rien avoir de bien agréable — (1), Jean sans Peur, après la mort de Louis d'Orléans, donna à Charles VI pour maitresse, afin d'assurer auprès du roi l'influence bourguignonne, une jeune fille appelée depuis « la petite reine », et connue sous le nom d'Odette de Champdivers.

Cette jeune fille, douée d'une grande bonté, eut toujours un grand ascendant sous Charles VI qui, même dans ses moments de folie furieuse, la traitait instinctivement avec douceur.

Pendant longtemps, on a prétendu qu'elle était la fille d'un marchand de chevaux ; mais en réalité, elle appartenait à la famille seigneuriale de Champdivers, qui tirait son nom d'un fief ainsi désigné, sis près de Dôle et de Saint-Jean-de-Losne, dans le comté de Bourgogne. Son père était en 1387 écuyer d'écurie, *marescallus equorum*, à la cour de Charles VI, et cette expression, changée dans un manuscrit en *mercator equorum*, est devenue la source de cette tradition.

Dame, elle coûta cher à la Cour ! Il fallut parait-il la récompenser largement ; (il est vrai qu'elle avait accepté une rude corvée) : on lui donna deux maisons, l'une à Creteil, l'autre à Ba-

---

(1) Ses rapports avec son époux, malade et insensé, étaient accompagnés de sévices et de coups, dont elle était victime. Les deux époux couchèrent ensemble pour la dernière fois en 1407, le 9 mars.

gnolet. Odette, ou Odinette, comme on disait alors, eut, en 1408, de Charles VI, une fille, Marguerite de Valois, qui fut mariée en 1428, par Charles VII, au sire de Belleville.

Des quatre oncles du roi, qui se disputèrent et se partagèrent le pouvoir pendant sa minorité, un seul, Louis duc de Bourbon, était dévot, économe, et bon ; mais il était si faible de caractère, qu'il laissa complètement agir ses beaux-frères : Louis duc d'Anjou, le plus audacieux et le plus rapace — Jean duc de Berri, prodigue, somptueux, sans moralité, ne s'occupant que de ses plaisirs et tyrannisant les provinces qui lui furent confiées — Philippe duc de Bourgogne, débauché, avide et cruel.

Mais l'homme le plus ignoble et qui fut certainement le plus néfaste à la France, fut certainement Louis duc d'Orléans, frère de Charles VI. « Le duc d'Orléans était un galand, et trafiquoit de toute frette comme un bon marchand et marinier (1) ».

Au mépris de son union avec la belle et jeune duchesse Valentine de Milan, toute femme engagée ou non dans le mariage, une fois convoitée par lui, devenait la proie de ses désirs. Il faisait de ses jours et de ses nuits une perpétuelle orgie. Les châteaux ou les palais qu'il habitait, notamment

---

(1) Brantôme. Louis XII, discours VI.

l'Hôtel du Petit-Musc ou Pute-y-Muce, à Paris et celui de Boissy près Coulommiers, furent les principaux théâtres de ses débauches. Il avait un sérail à Orléans qui s'alimentait par les filles qu'il faisait séduire ou enlever : « toute femme était vitupérée d'être menée à Orléans (1) ».

Balzac, dans un des ses Contes Drôlatiques, a tracé un admirable portrait de ce prince : « Cettuy prince ha esté, pour le seur, le plus grand et aspre paillard de toute la race royale de monseigneur Sainct Loys, qui feut, en son vivant, roy de France, sans mettre néantmoins hors de concours aulcun de ceux qui ont esté les plus débauchez de cette bonne famille…. Il estoyt goguenard, d'un naturel alcibiadesque, vray François de la bonne rache. Ce feut luy, premier, qui conçeut d'avoir des relays de femmes, en sorte que, alors qu'il alla de Paris à Bourdeaux, trouvoyt tousiours, au desseller de sa monture, ung bon repas et ung lit garny de jolies doubleures de chemises… (2) »

Et pourtant, il y avait mieux que Louis d'Orléans : c'était sa maîtresse, la reine Isabeau de Bavière, celle que les Parisiens avaient surnommée « la grande gaure. »

Elle avait épousé Charles VI à l'âge de

---

(1) *Journal de Paris sous Charles VI et Charles VII*, page 125.

(2) Balzac, *La faulse courtizane.* Deuxième dixain des Contes drôlatiques.

quatorze ans (1). L'entrée des deux époux à Paris fut suivie de fêtes splendides et entre autres d'une mascarade où les personnages se livrèrent aux désordres les plus scandaleux, et dont nous reparlerons.

C'est dans cette circonstance que commença la liaison criminelle d'Isabeau avec le duc d'Orléans. Louis était à peu près du même âge que sa belle-sœur ; celle-ci rencontra en lui tous les jours, sous le même toit, un compagnon assidu qui usa envers elle des procédés qu'il employait avec toutes les femmes ; il fut un des premiers corrupteurs d'Isabeau. Leur liaison devint bientôt intime, absolue ; elle fut la fable et le scandale public du royaume. La reine et le duc sans aucun souci pour le bien public, pour l'appauvrissement de la France et les dangers qui la menaçaient, ne songèrent qu'aux plaisirs d'une vie opulente et dissolue.

Il serait fastidieux et même impossible de citer tous les amants d'Isabeau. « Ils sont trop » : tous lui étaient bons, même les valets d'écurie (2).

---

(1) Isabeau de Bavière, avant de se marier à Charles VI, fut obligée de se soumettre à un usage remarquable dont nous parle Froissart : « Il est d'usage, en France (quelque dame ou fille de haut seigneur que ce soit), qu'il convient qu'elle soit regardée et avisée toute nue par les dames, pour savoir si elle est propre ou formée pour avoir enfants ». (Chronique de Froissart, vol. 2, chap. 142, page 285).

Le voilà bien le certificat de mariage que certains voudraient instituer de nos jours !

(2) *Histoire de la Bastille*, Arnould et Alboize de Pujol.

Un d'eux mérite cependant d'attirer l'attention, parce qu'il fut la cause d'une scène de ménage entre Charles VI et sa femme, pendant une des lueurs de raison du pauvre monarque. En 1408, Isabeau alla cacher dans les murs de Vincennes ses débordements avec un gentilhomme de sa suite, Louis de Bois-Bourdon. Le connétable d'Armagnac dénonça la chose à Charles VI qui accourut à Vincennes, surprit Bois-Bourdon, et « sans autre forme de procès » le fit jeter à la Seine, dans un sac de cuir sur lequel était écrit : « Laissez passer la justice du roi (1). »

On sait la haine et le mépris que tous les Français portaient à Isabeau ; quelques rares personnes osèrent faire publiquement à la *grande gaure* le reproche — d'ailleurs inutile — de ses crimes et de ses débauches. Le jour de l'Ascension 1405, un religieux augustin, Jacques le Grand, eut le courage de faire en face de la reine le sermon suivant : « Je voudrais bien, grande Reyne, que mon devoir s'accordat avec la passion que j'aurais de ne rien débiter ici qui ne vous fut agréable, mais votre salut m'est plus cher que vos bonnes grâces, et quand même je devrais tomber dans le malheur de vous déplaire, il m'est impossible de ne pas déclamer contre l'empire que la Déesse de la Mollesse et des Voluptés à établi dans votre Cour. Elle a pour

---

(1) Voir à ce sujet : *La connestable*, premier dixain des Contes drôlatiques de Balzac.

ses suivantes inséparables, la bonne chère et la crapule, qui font le jour de la nuit, qu'on passe en danses dissolues ; et ces deux pestes de la vertu ne corrompent pas seulement les mœurs, elles énervent les forces de plusieurs personnes, elles retiennent dans une honteuse oisiveté des chevaliers et des écuyers efféminés... »

Par bonheur pour ce prédicateur, Charles VI était alors dans sa raison, c'est-à-dire qu'il écoutait avec plaisir tous ceux qui lui disaient du mal de sa femme et de son frère. Il voulut entendre ce prédicateur qui recommença son sermon devant le roi, et taxa même particulièrement une personne qu'il ne désigna que par le nom de *duc* « qui dans sa jeunesse aurait pu être de fort bon naturel, mais qui depuis, pour le dérèglement de sa vie et pour sa convoitise insatiable, avait encouru la malédiction des peuples (1). »

Isabeau n'était pas seule de son genre à la Cour, elle avait de bonnes élèves parmi les nobles dames qui l'entouraient, et sauf la malheureuse Valentine de Milan, femme du duc d'Orléans, les autres étaient dignes de leur reine. Lors de l'insurrection des Maillotins : « les séditieux n'épargnèrent pas les dames du Quesnoy, de Noyon, du Châtel, des Barres, de Romans et de Montauban qui étoit femme du chancelier de la Reine. Ils les

---

(1) Le Laboureur, *Histoire de Charles VI*, livre 25, chapitre VI.

accusoient de toutes les dissolutions de la Cour, et les ayant menées dans les rues, leur firent mille insolences et les enfarinèrent (1). »

Avec d'aussi bons acteurs, on pouvait donner de jolies fêtes : en voici quelques descriptions.

Lorsque Isabeau de Bavière eut fait son entrée à Paris, lors de son mariage, entrée magnifique, où fut étalé un luxe extravagant, la Cour se rendit, le 2 mai 1389, à l'abbaye de Saint-Denis, où elle passa trois jours en cérémonies religieuses. en fêtes chevaleresques et en plaisirs. On entendit la messe, les offices ; on fit des festins, des jeux, des joutes. Le tout fut suivi de désordres et d'actions plutôt dissolues : « et estoit commune renommée que des dites joutes estoient provenues des choses deshonnêtes en matières d'amourettes, et dont depuis beaucoup de maux sont venns... esdites joutes, *lubrica facta sunt* (2). »

Une autre fois, le roi donne une fête à Saint-Denis, pour la chevalerie du roi de Sicile et du comte du Maine son frère. Il y eut trois jours de joutes et de combats. « Jusques là, tout alloit assez bien, mais la dernière nuit gasta tout par la dangereuse licence de se masquer et de permettre toutes sortes de postures, plus propres à la farce qu'à la dignité de personnes si considérables... Cette mauvaise coutume de faire le jour de la nuit,

---

(1) Choisy, *Histoire de Charles VI*.
(2) Jouvenel des Ursins, *Histoire de Charles VI*, page 73.

joint à la liberté de boire et de manger avec excès, fit prendre des libertés à beaucoup de gens aussi indignes de la présence du Roy, que de la sainteté du lieu où il tenoit sa Cour. Chacun chercha à satisfaire ses passions et c'est tout dire qu'il y eut des maris qui pâtirent de la mauvaise conduite de leurs femmes, et qu'il y eut aussi des filles qui perdirent le soin de leur honneur (1). »

On connait, enfin, les scènes de débauche qui eurent lieu le 29 janvier 1393, à l'Hôtel Saint-Pol, à l'occasion du mariage du jeune chevalier de Vermandois, avec une riche veuve de la suite de la reine. Le roi, Joigny, le bâtard de Foix, Aymery de Poitiers et Hugues de Cuisay, dansèrent un ballet (??), déguisés en sauvages, enveloppés du cou jusqu'aux pieds dans une toile enduite de poix sur laquelle étaient collés des poils longs, rudes, mêlés, bruns, noirs, gris, fauves, sales ; sur le cou s'ajustait une tête de bouc avec une longue barbe pendante et de grandes cornes. Ces cinq monstres se tenaient tantôt debout, tantôt à quatre pattes ; ils sautaient, se roulaient à terre, ils hurlaient, choquaient leurs têtes et leurs cornes, se renversaient, grimpaient les uns sur les autres et prenaient les postures les plus sales, à la manière des chiens et des lascifs animaux qu'ils représentaient. » Ce divertissement réellement délicat

---

(1) Le Laboureur, *Histoire de Charles VI*, livre IX, chap. 2.

se termina par une catastrophe : le duc d'Orléans,
par imprudence disent les uns, volontairement disent MM. Arnauld et Alboize de Pujol dans leur
Histoire de la Bastille, mit le feu aux acteurs en
voulant les examiner de près à la lueur d'une tor-
che. Charles VI seul fut sauvé, grâce à la duchesse
de Berri « car elle le bouta dessous sa gonne et le
couvrit pour eschiver le feu (1) ».

Nous venons de voir quels étaient les
exemples que la Cour offrait au peuple, voyons
maintenant comment ces exemples étaient suivis.

Bien entendu, nous ne nous occuperons
que de la prostitution ; il y aurait trop à faire si
l'on voulait parler des autres... qualités des hommes
de cette époque : le vol, l'assassinat, le jeu, l'ivrognerie, fourniraient de quoi emplir des volumes (2).

Le peuple et la bourgeoisie

S'il faut en croire le prédicateur Maillard. les parisiens vivaient de la prostitution : le

---

(1) Froissart.

(2) Nous avons pris tous les renseignements qui sui-
vent dans les sermons des prédicateurs Maillard, Menot, etc.,
sermons qui, en réalité, ont été prononcés quelques années
après le règne de Charles VI. mais qui dépeignaient les travers de la société depuis près d'un siècle.

métier qui rapportait le plus était celui de te-
nancier de maisons publiques. Les bourgeois
qui se respectaient un peu se contentaient de
louer leurs maisons à des « femmes publiques »,
et cela surtout dans le voisinage des écoles :
« Vous, bourgeois, qui louez vos maisons où les
femmes publiques exercent leur immonde métier,
où se rendent les agents de la prostitution... vous
voulez vivre des produits de la débauche. *Vultis
vivere de posterioribus meretricum* (1).»

Les agents de la prostitution étaient très
nombreux : il y avait un grand nombre de *mères
nobles*, comme aujourd'hui d'ailleurs ; mais on
trouvait aussi presqu'autant de *pères nobles*, ce qui
est plus rare de nos jours.

Voici une curieuse ballade qui va vous
édifier sur la moralité des parisiennes d'alors : c'est
« *Le Chastiment des Dames* », de Robert de Blois (2).

> Fi de la dame qui s'enyvre ;
> Elle n'est pas digne de vivre ;
> Cil vilains vices est trop granz
> A Dieu et au siècle puanz.

Aujourd'hui, ces dames font du tennis ou
du golf ; sous Charles VI elles préféraient la lutte :

---

(1) Maillard-Quadragési. Sermo 28.
(2) *Le Chastiment des Dames*, par Robert de Blois,
ballade des Fabliaux de Barbasan, édit. de Meon, tome II,
page 184.

> Qu'en luitant ne vous béze nus,
> Qar mauvese odor griève plus
> Quand vous estes plus eschauffée.
> Sachiez, c'est vérité provée.

Enfin l'auteur blâme les femmes de l'indécence de leur costume :

> De ce se fet blasmer
> Cui sent sa blanche char monstrer
> A ceux de qui n'est pas privée.
> Aucune lesse deffermée
> Sa poitrine, pour ce c'on voie
> Comme fétement sa chair blanchoie :
> Une autre lesse tout de gré
> Sa char apparoir au costé ;
> Une de ses jambes trop descuevre ;
> Prudhon ne loé pas ceste œuvre.

Le luxe et l'indécence des vêtements féminins sont des chapitres que les auteurs et surtout les prédicateurs attaquent bien souvent : Les femmes se fardaient le visage, portaient des robes à longue queue et à grandes manches. recouvertes de fourrures même en été. Quant au décolletage, le plus osé, le plus indécent de nos jours ne pourrait être comparé un seul instant avec celui d'alors : Les robes étaient ouvertes par devant laissant voir la poitrine nue et découverte jusqu'au ventre *pectus discoopertum usque ad ventrem* (1). Souvent même ces dames, trouvant que ce n'était pas assez, ouvraient la robe sur le côté pour laisser voir la cuisse ; nous venons de l'entendre dire par Robert de Blois.

---

(1) Menot. Sermones, édition 1530, fol. 25.

« N'est-il pas beau de voir la femme d'un avocat qui a acheté son office et n'a pas dix francs de revenus, s'habiller comme une princesse, étaler l'or à son cou, à sa tête, à sa ceinture ? Elle est vêtue suivant son état, dit-elle ! Qu'elle aille à tous les diables, elle et son état ! Sans doute elle dira : ce n'est point mon mari qui me donne de si beaux vêtements, mais je les gagne à la peine de mon corps. »

Voilà le grand mot lancé !

Les belles robes ne leur coûtent rien. Pour soutenir leur luxe, les bourgeoises se prostituaient à des conseillers du Parlement, à des abbés, des évêques, des prêtres, des moines : « Mon père, nous voyons les autres qui en ont et qui ne sont ni plus riches, ni plus nobles que nous, et lorsque nous ne sommes pas riches, les évêques et les abbés nous en donnent à la peine de notre corps (1) ».

Un reproche que les prédicateurs adressent souvent aux bourgeoises, c'est de se rendre aux bains. *Les étuves* ou maisons de bains étaient en effet devenues des lieux de débauche, ce qui les fit peu à peu abandonner ou abolir. Les dames pouvaient toujours s'y rendre sous un prétexte honnête, et il s'y passait des indécences. Dans les bains des hommes, il venait des filles publiques, et ceux des femmes servaient de rendez-vous aux amants pri-

---

(1) Maillard-Quadragési. Sermo 38.

vilégiés : Mesdames, n'allez-vous pas aux étuves et n'y faites-vous pas ce que vous savez ? (1) »

Mais les Parisiennes ne vont pas qu'aux bains ; si, aux yeux de leurs maris, elles veulent être propres de corps, elles tiennent également à se laver l'âme le plus souvent possible. Aussi font-elles de fréquents pèlerinages : elles vont à Aubervilliers, à Notre-Dame-des-Vertus, à Notre-Dame-de-Boulogne, à Saint-Maur-des-Fossés, et d'autres encore. Malheureusement ces pèlerinages ont un tout autre motif que la dévotion : ce sont des rendez-vous galants et des parties de débauche.

Les pèlerines parisiennes ont bien de la dévotion, mais pour les moines ; c'est du moins *Guillaume Coquillard*, official de l'église de Reims, qui nous le dit :

> Mes dames, sans aucuns vacarmes
> Vont en voyage bon matin,
> En la chambre de quelques carmes,
> Pour apprendre à parler latin ;
> Frère Bérufle et Damp Fremin
> Les attendent en lieu célé.
>
> . . . .
>
> Ont-ils bien gaudy et gallé,
> En lieu de lire leurs matines,
> Le vin blanc, le jambon salé,
> Pour festoyer ces pèlerines ;
> Après on reclost les courtines,
> On accole frère Frappart, etc.

---

(1) Maillard, de peccati stipedio. Sermo 5.

Les maris se plaignent de leur longue absence ; elles répondent qu'elles viennent d'un pèlerinage ; elles y ont même eu bien chaud :

> Du travail le front me dégoûte ;
> Je viens de Saint-Maur-les-Fossés
> Pour être allégée de la goutte...
> . . . .
> Moines, prêtres et cordeliers
> Prennent avec elles déduit (1).

Un autre auteur de cette époque, Mayeu ou Mathieu, dans un poème manuscrit intitulé : *Mathéolus Bigamus*, assure que si les femmes vont à l'église, ce n'est pas par amour pour le crucifix et pour les reliques, mais par amour pour les prêtres. Les églises de Paris sont de véritables marchés où se négocie la débauche : « Celui qui mènerait son cheval à l'église pour le vendre, ferait une action très inconvenante ; mais les femmes qui, sous prétexte de religion. viennent à l'église pour s'y vendre elles-mêmes, ne sont-elles pas plus coupables ? Ne convertissent-elles pas la maison du Seigneur en un marché de prostitution ? »

> Mais asses plus est à défendre
> Que femme ne si doie vendre ;
> Elle fait de la Dieu-Maison
> Bourdelle, contre Dieu et raison.

---

(1) Guillaume Coquillard, *Le Monologue des Perruques*, Poésies, pages 170, 171.

Cet écrivain, dans un but charitable pour les maris, énumère ensuite les églises de Paris où se tiennent le plus ordinairement ces infâmes marchés. C'est d'abord Notre-Dame, la cathédrale ; puis Notre-Dame-des-Champs, Saint-Eustache :

> Et Saint Victor dedans sa châsse
> Les Quinze-Vingts et Saint Antoine,
> Et le lieu du cardinal Lemoine :
> Saint Bernard et Saint Honnouré,
> Le chevalier au frein doré,
> Au Sépulcre de la Grand'rue,
> Et Saint Merry a col de grue,
> Et Saint Bon de bonne fortune,
> Et Saint Loup et Sainte Hopportune ;
> Saint Christofle et Sainte Marine,
> Saint Pol et Sainte Katerine,
> Saint Souplis et Sainte Geneviève,
> Saint Gervais et Saint Jean de-Grève,
> Saint Jacques-de-la-Boucherie,
> Saint Éloi en la Savaterie,
> Saint Denis au pied de Montmartre,
> Et au prieuré de la Chartre,
> Saint Germain-des-Prés et d'Auxerre,
> Saint Laurent qui les dents desserre,
> Saint Martin et Saint Nicolas
> Font à nos dames grands soulas.

En terminant, l'auteur fait cette réflexion philosophique et humanitaire :

> En obéissant à Vénus
> Plusieurs maulx en sont avenus (1).

---

(1) Poème manuscrit intitulé : *Matheolus-Bigamus*, cité par Dulaure. *Histoire de Paris.*

Et Maillard de s'écrier : « N'est-il pas vrai, Mesdemoiselles, qu'il se trouve parmi vous, à Paris, plus de femmes débauchées que de femmes honnêtes ? *Vos, domicellae, numquid plures sunt ribaldae Parisiis quam probae mulieres !* »

Mais il est encore un reproche plus grave que tous les auteurs font aux bourgeoises de Paris : les mères prostituaient elles-mêmes leurs filles.

» Ne sont-elles pas ici, ces mères qui prostituent leurs filles et les livrent à des hommes du Parlement pour leur faire gagner leur mariage ? *Sunt-ne hic matres illae, macquerellae filiarum suarum, quae dederunt eas hominibus de curiâ ad lucrandum matrimonium suum ?*

» Mesdames les bourgeoises, n'êtes-vous pas du nombre de celles qui font gagner la dot de vos filles à la sueur de leur corps : *et faciunt eis lucrari matrimonium suum ad pœnam et sudorem sui corporis ?* »

« Mères qui donnez à vos filles des robes ouvertes et autres vêtements indécents, pour leur faire gagner leur mariage ! Et vous, bourgeois, n'est-ce pas pour prostituer vos filles que vous leur donnez de beaux habits et que vous les fardez comme si elles étaient des idoles ? (1) »

Enfin dans un autre sermon, Maillard tonitrue du haut de la chaire, dans un style que l'esprit du siècle excuse à peine : « Etes-vous là,

---

(1) Maillard. Advent. Sermo 11.

p... qui avez tenu des bor... pendant toute votre
vie ? Vous » faites de vos filles des p... ainsi que
vous l'êtes, et de vos fils des maq... ? »

Un autre prédicateur, Menot, adresse aux
mères les mêmes reproches ; mais il est plus calme
que Maillard et surtout moins cru dans ses expres-
sions : « Les mères damnent leurs filles par le
mauvais exemple qu'elles leur donnent, par le
goût du luxe et des parures qu'elles leur inspirent,
et par la trop grande liberté qu'elles leur laissent ;
et ce qui est bien pis encore, et je ne le dis qu'en
versant des larmes, elles vendent leurs propres
filles à des pourvoyeurs de débauche. *Proprias
filias venundant lenonibus* (1). »

Jean Clérée, qui fut le confesseur de
Louis XII parle du même usage : *de matre quæ
ad malum propriam filiam ducit* (2).

Et ce n'étaient pas seulement les femmes
du peuple et de la bourgeoisie qui agissaient ainsi,
mais les femmes nobles. On trouve dans les Registres du Parlement, à la date du 10 février 1405, la
condamnation d'une nommée Jeanne de Feuilloy,
dame de Voltis, condamnée par le prévôt de Paris
pour avoir prostitué sa fille (3).

---

(1) Menot, *Feria quinta post primam dominicam*,
fol. 37.

(2) Jean Clérée, Sermo de Sabbats *in Passione*.

(3) Registres criminels manuscrits, registre coté 12,
fol. 306. Cité par Dulaure.

⁎ ⁎

Le clergé

Nous avons vu tout à l'heure les évêques ou les abbés payer de belles robes aux bourgeoises orgueilleuses et peu délicates sur les moyens, et des frères recevoir les pèlerines en leurs chambres ; mais ce n'était qu'un aperçu. Il y a mieux : le clergé n'était ni moins désordonné, ni moins scandaleux que la Cour ou la bourgeoisie.

Les évêques vivaient absolument comme des seigneurs féodaux ; ils en avaient tous les vices, croupissaient dans une ignorance parfaite, faisaient la guerre et le brigandage comme les autres seigneurs, entretenaient dans leur évêché de véritables sérails (1).

Guillaume de Poitiers, moine de Clugni, prieur de la Charité, évêque de Langres, prélat guerrier, eut pendant qu'il était moine, d'une femme appelée Marguerite et de quelques autres, quatre enfants, et ne craignit pas d'avouer en public ses déréglements en demandant au roi la légitimité de ses bâtards.

Son frère, *Henri de Poitiers*, prélat guerrier, évêque de Troyes, eut plusieurs enfants d'une

---

(1) Voir dans les Contes drôlatiques : *La belle Impéria.*

religieuse du Paraclet. appelée Jeanne de Chènery,
et sans crainte de publier son incontinence et celle
de sa dame, il parvint à obtenir la légitimité de ses
enfants naturels (1).

Puisque les grands vivaient ainsi, les
humbles n'avaient pas à se gêner : aussi prêtres,
curés, clercs, moines, etc., etc., entretenaient-ils
des concubines. Le bon curé d'Azay-le Rideau,
dans les Contes Drôlatiques de Balzac, vit avec une
bonne fille. Ces messieurs trouvaient même cela
tout naturel ; loin de cacher au public leurs dissolutions, ils semblaient en faire parade. Nous allons
voir un moine du couvent des Mathurins se vanter
de ses débauches :

Robert Gaguin, religieux mathurin, qui
fut dans son temps un écrivain assez considéré,
auteur d'une Histoire de France et d'un poème
réaliste sur la conception de la Vierge, compose un
autre poème pour faire l'éloge d'une cabaretière de
Vernon, sa maîtresse. Il loue ses gentillesses, ses

---

(1) *Histoire généalogique des grands-officiers de la
Couronne,* par le père Anselme, tome II.
Cet état de choses existait depuis longtemps dans le
clergé et n'avait fait que s'accroître jusqu'à l'époque dont nous
nous occupons. En 1189, l'archevêque de Rouen avait été
obligé de suivre Richard Cœur de Lion à la croisade. Avant de
partir, il publia une ordonnance dont voici les principaux
articles : 4° Il ne sera permis à aucun clerc, dans quelque
ordre qu'il soit d'avoir de servante ; 6° Conformément aux
anciens canons, nous défendons très expressément que les fils
de prêtres possèdent aucun bénéfice dans les églises où leurs
pères en ont eu.

bons mots, la douceur du lit, la commodité des chaises, la bonté du vin, les charmes cachés de la dame :

> *Risus, verba, jocos, fulcra, cubile, merum,*
> *Abbentes coxas, inguine, crura, nates,*
> *Et Veneris.....................* (1)

Le prédicateur Maillard, que nous avons vu tout à l'heure sermoner les bourgeoises, ne va pas manquer d'attaquer le clergé,

« Monsieur Jean (c'est ainsi que, par mépris, on nommait alors les prêtres auxquels les curés ne laissaient qu'une petite partie du profit des sacrements): Monsieur Jean, il faut absolument que vous renvoyiez votre concubine, sinon vous irez à la léproserie du diable (2). »

« Combien d'ecclésiastiques entretiennent des femmes publiques et célèbrent tous les jours la messe (3). »

« Saint Nicolas n'entassait pas des trésors, comme font nos prélats modernes; il n'entretenait pas comme eux des femmes débauchées, à pain et à pot; à tous les diables une telle conduite !... Ce saint ne provoquait point les jeunes filles au libertinage, et ne leur faisait point gagner

---

(1) *Récréations historiques*, par Dreux du Radier, t. II, p. 187.
(2) Maillard, *Adventus*, Sermo 4.
(3) Maillard, *Dominica I*, Sermo 9.

leur mariage à la peine de leur corps... Messieurs les prélats, vous faites de vos clercs de vils agents de la prostitution (1). »

Mais quelquefois les jeunes filles se refusaient à ce genre d'exercice ; car enfin, il y en avait encore d'honnêtes ! Aussi les moines faisaient-ils le guet près des abbayes ; et quand une femme ou une jeune fille passait, ils l'enlevaient et l'enfermaient dans le couvent : « Ils soutenaient l'assaut plutôt que de lâcher leur proie ; s'ils se voyaient trop pressés, ils apportaient sur la brèche les reliques de quelques saints ; presque toujours les assaillants saisis de respect se retiraient et n'osaient poursuivre leur vengeance (2). »

Maillard rapporte plusieurs exemples de leurs débordements et de leur mépris des convenances : Les religieux courent les rues de Paris, sans observer les règles ; ils scandalisent les novices par leur mauvaise conduite ; il en est qui tiennent des cabarets ; j'en vois qui fréquentent les lieux de débauche ». — « Si les piliers des églises avaient des yeux et qu'ils vissent ce qui s'y passe (3); s'ils avaient des oreilles pour entendre, et qu'ils pussent parler, que diraient-ils ? Je n'en

---

(1) Maillard, *Quadragas.* Sermones 17, 19, 20.
(2) Sainte-Foix, *Essais historiques*, t. II. p. 108.
(3) La fête des fous avait encore lieu à cette époque, malgré de nombreuses défenses.

sais rien ; messieurs les prêtres, qu'en dites-vous ? (1) ».

Les chanoines, enfin, avaient une existence si voluptueuse et si agréable que François Villon, qui ne roula jamais sur l'or, ayant à offrir le tableau de la condition la plus heureuse, n'en voit pas de préférable à celle de chanoine :

> Sur mol duvet assis un gros chanoine.
> Lez un brasier, en chambre bien nattée,
> A son costé gysant dame Sydoine,
> Blanche, tendre, pollie et atteintée ;
> Boire ypocras, à jour et à nuyctée,
> Rire, jouer, mignonner et baiser,
> Et nud à nud (pour mieux leurs corps ayser),
> Les vy tous deux par un trou de mortaise ;
> Il n'est trésor que de vivre à son aise (2).

Les mœurs des religieuses, si l'on en croit les plus graves écrivains du temps, n'étaient pas plus régulières (3).

Le respectacle Jean Gerson, chanoine et chancelier de l'Eglise de Paris, qui avait certainement puisé, dans les couvents de cette ville ou de ses environs, ses notions sur la conduite des filles cloîtrées, parle de leurs maisons comme de lieux de débauche : « Ouvrez donc les yeux, dit-il, et

---

(1) Maillard, *Quinquages.*, Sermo 11.

(2) OEuvres de François Villon. *Ballade des Contredits de Franc-Gautier.*

(3) Voir à ce sujet : *Les bons proupos des Religieuses de Poissy*, Contes drôlatiques de Balzac.

voyez si ces couvents de moinesses ne ressemblent pas aux repaires de la prostitution, *quasi prostibula meretricum* (1). »

Nicolas de Clemengis, docteur en Sorbonne, recteur de l'Université et professeur du collège de Navarre, écrit en même temps que Gerson : « Que de choses à dire sur les couvents de religieuses, qui sont moins des communautés de vierges consacrées à Dieu, que des lieux de prostitution habités par des femmes livrées à tous les excès de la débauche, à la fornication, à l'inceste, à l'adultère, à tous les actes de luxure et de méchanceté en usage chez les femmes publiques; mais je suis retenu par la pudeur et par la crainte de m'engager dans de trop longs discours ; car nos monastères actuels, que je ne puis appeler des sanctuaires de Dieu, sont-ils autre chose que des infâmes repaires de Vénus, qu'un refuge où des jeunes gens lascifs, impudiques, viennent assouvir leur luxure ? Et aujourd'hui n'est-il pas reconnu que faire prendre le voile à une jeune fille, c'est comme si on la livrait à la prostitution dans un lieu de débauche (2) ».

Les couvents de religieuses étaient des sortes de sérails à l'usage des évêques et des

---

(1) Jean Gerson, *Declaratio defectum Virorum ecclesiast*, nᵒ 65.
(2) Nicolaüs Clemengis, *De corrupto ecclesiæ statu. Cap. de impudiâ vitâ et conversatione Monicalium.*

moines ; il en résultait plusieurs enfants dont on faisait des moines. Certaines religieuses se faisaient avorter et d'autres tuaient leurs enfants nouveaux-nés (1).

C'est à ce sujet que le prédicateur Barlette s'écrie : « Oh ! que de luxures, que de sodomies, que de fornications ! les latrines retentissent des cris des enfants qu'on y a plongés ! (2) » — « Puissions-nous, dit aussi Maillard, avoir d'assez bonnes oreilles pour entendre la voix des enfants jetés dans les latrines et les rivières ! (3) ».

Si, avec cela, Dieu n'était pas content de ses serviteurs !!

La prostitution légale

Il semblerait qu'avec la débauche instituée sur une si large échelle, il n'y eut pas besoin de filles publiques. Il n'en est rien. Il y avait tant de monde à contenter, tant de célibataires, prêtres et moines, tant de magistrats libertins, tant d'étudiants, de gens de guerre ; sans compter quelques hommes mariés !

---

(1) Théodore de Niem, *Nemoris unionis. tractatus* 6, cap. 34, p. 374.
(2) Barletti. Sermones, fol. 262.
(3) Maillard, Sermons, fol. 74.

Les maisons publiques étaient en très grand nombre ; Maillard dit qu'elles abondaient dans les rues de Paris : *Hodie, quis vicus non abundet meretricibus ?* La prostitution était considérée à l'égal des autres professions de la société. Les femmes publiques formaient une corporation — un syndicat — avaient leur règlement, leur fête : La Sainte-Madeleine ; pour un peu plus, elles auraient eu leur bannière.

Les rois précédents les avaient protégées, et Charles VI (1) laissa des témoignages authentiques de cette protection. Au mois de décembre 1389, il accorda des lettres patentes portant privilèges en faveur des filles publiques de Toulouse qui habitaient « la maison nommée le bordel de notre ville de Toulouse, dit la grande Abbaye. »

D'ailleurs, il existait encore des « prostituées royales », qui suivaient la Cour dans ses voyages, sous le commandement du roi des ribauds. Cet état de chose subsista jusque sous Louis XI et même François Ier.

A Paris, il y avait « cinq à six milles belles filles » nous dit un auteur du temps. Un poète italien *Antoine Astezan*, s'étonne du grand nombre et de l'élégance des filles publiques : « J'y ai vu avec admiration, une quantité innombrable de filles extrêmement belles ; leurs manières étaient

______

(1) Voir *La traite des blanches légale, in Indiscrétions de l'Histoire de Cabanès*.

si gracieuses, si lascives, qu'elles auraient en-
flammé le sage Nestor et le vieux Priam (1) ».

Ces dames, richement vêtues, se répan-
daient dans tous les quartiers de la ville, confondues
avec les femmes honnêtes, et les magistrats n'exer-
çaient sur elles aucune surveillance. Et pour cause !
Un prévôt de Paris, entre autres, Ambroise Delore,
baron de Juilly, ne faisait exécuter nullement les
ordonnances contre les filles publiques : Quoique
ayant une très belle femme, il vivait avec quatre
concubines, si bien que « à peine pouvoit on avoir
droit de ces folles femmes de Paris, tant il les
supportoit ».

On avait pourtant décrété des lois depuis
Saint Louis pour réglementer un peu les filles pu-
bliques et le 18 septembre 1867 un autre prévôt,
Hugues Aubriot, renouvela l'ordonnance de Saint
Louis.

Qu'on nous permette à ce sujet une parenthèse sur Hugues Aubriot. — Franchement il eut
mieux fait de se taire, et ce n'était guère à lui de
s'occuper de la prostitution ! Son seul titre de gloire,
si c'en est un, est d'avoir construit la Bastille. Mais
comme homme privé, il laissait plus qu'à désirer.
En 1377, il y eut une certaine matrone, nommée
Agnès Piédeleu, qui fui condamnée et brûlée vive
pour avoir attiré chez elle, et livré à un homme

---

(1) *Lettres héroïques d'Antoine Astezan*, par M. Berriat
Saint-Prix.

masqué, une jeune fille sage et belle. Or, Agnès
prétendit que cet homme masqué, au nom duquel
elle travaillait, n'était autre que Hugues Aubriot. Le
prévôt se lava facilement de cette accusation devant les juges ; mais aux yeux du peuple il en subsista toujours quelque chose. Enfin, voici ce que dit
de lui un auteur du temps : « Il vivoit dans le dernier débordement avec de jeunes filles qu'il faisoit débaucher par de vieilles sorcières, et avec
les femmes qu'il corrompoit à force d'argent, et
bien souvent il faisoit emprisonner les maris par
son autorité pour en jouir avec plus d'insolence.
Les privautez qu'il entretenoit avec les juives le
firent même soupçonner de concubinage avec plusieurs d'entre elles (1) ».

Quoiqu'il en soit, voici l'ordonnance qu'il
publia contre les filles publiques. Il ordonna :

« Que les femmes prostituées, tenant
bordel en ladite ville de Paris, allassent demourer
et tenir leurs bourdeaulx ez places et lieux publics
à ce ordonnés et accoutumés ; c'est à savoir : à
l'abreuvoir de Mascon, en la Bouclerie, rue Froid
mentel, en Glatigny (2), en la Cour-Robert-de-
Paris, en Baillehoë, en Tyron, en la rue Chapon,
et en Champ-Flory (3).

---

(1) *Histoire anonyme de Charles VI.*
(2) Cette rue était aussi nommée Val-d'Amour. La
maison publique fut démolie peu après.
(3) On peut ajouter la rue Pute-y-Muce.

Si les dites femmes de vie dissolue, ou aucunes d'icelles, sont doresnavant trouvées, demeurant et tenant bordel en la dite ville, autre
part que ès rues dessus déclarées, les Sergens du
Roi les pourront prendre et emmener en prison au
Chastelet de Paris, à la simple assertion ou com-
plainte de deux des voisins, ou d'autres femmes,
où aucunes d'icelles demeureront ; et la vérité
sçeue, seront boutées et mises hors la dite ville,
et prendront et auront les Sergens sur leurs biens
huit sols parisis, pour leur salaire (1). »

Quelques années plus tard, en 1379, il fut
crié parmi Paris, que les ribaudes ne porteroient
plus de ceintures d'argent ni de collets renversés
ni de pennes, de gris, en leurs robes menuvair,
et qu'elles allasent demourer ez bordeaulx, or-
donné comme il étoit au temps passé (2). »

On trouve aussi, dans les comptes publiés
par Sauval dans ses *Antiquités de Paris*, un très
grand nombre de femmes amoureuses dépouillées
de leurs ceintures. Le prévôt de Paris, pensant
même que l'argent n'avait pas d'odeur, et qu'il fallait bien que quelqu'un en profitat, s'était fait attri-
buer le revenu de ces confiscations.

Le 15 août 1424, Henri VI, roi de France
et d'Angleterre, lui défendit de s'approprier ces ceintures : « Que d'ores en avant il ne preigne ou ap-

---

(1) Sauval, *Antiquités de Paris*.
(2) *Journal de Paris*, page 202.

plique à son prouffit les ceintures, joyaux, habits, vêtements, ou autres paremants deffendus aux fillettes et femmes amoureuses ou dissolues (1)».

Le 17 avril 1426, un arrêt du Parlement confirme cette ordonnance. Dorénavant, comme il faut bien que cet argent aille quelque part, ce sera le Roi qui en profitera. C'est plus moral !

« ..... et pour ce fut emprisonnée, et ladite robe et ceinture déclarée appartenir au roi, par confiscation en suivant la dite ordonnance, et délivrée en plein marché le 10 juillet 1427 ; c'est à savoir : la dite robe le prix de sept livres douze sols parisis, etc... (2). »

Cette ordonnance qui défendait le port des ceintures d'argent ou des robes de fourrures aux femmes publiques était si bien appliquée, qu'on fut obligé de la renouveler bien souvent : en 1386, 1395, 1446, etc., etc. On saisit des masses de ceintures et autant de robes... mais on ne diminua pas la prostitution.

D'ailleurs, à notre avis, puisque aujourd'hui les choses n'ont pas changé, l'unique moyen de diminuer la prostitution est d'abord d'abolir toutes les lois qui la réglementent ; lui donner des lois, c'est lui donner de la force. Il faut avant tout la rendre libre, et instruire suffisamment la jeunesse des maladies qu'elle engendre et de ses dangers.

---

(1) *Ordonnances du Louvre*, t. XIII, p. 89.
(2) Cité par Cabanès, *in Indiscrétions de l'Histoire.*

Rabelais

hygiéniste et thérapeute

RABELAIS

HYGIÉNISTE ET THÉRAPEUTE

IL n'est peut-être pas un auteur qui ait été aussi étudié que Rabelais. Il est vrai qu'il n'était par certainement un autre auteur qui méritât autant qu'on s'intéressât à lui.

Depuis près de quatre siècles que le « joyeux curé de Meudon » est mort, il ne se passe peut être pas de mois qu'un travail ne paraisse sur un point quelconque des œuvres de Rabelais.

Rien qu'en ce qui concerne la médecine, c'est par centaines qu'il faudrait compter les ouvrages écrits sur Gargantua et Pantagruel, ou sur la vie de leur auteur. On a fait : Rabelais pédagogue, Rabelais médecin, Rabelais praticien, Rabelais botaniste, Rabelais chirurgien, Rabelais anatomiste, Rabelais clinicien, etc., etc., et certes, les sujets sont loin d'être épuisés. Rabelais fut un si grand génie qu'il a tout traité dans ses œuvres, qu'il a touché à toutes les branches, et qu'on aura beau lire et relire son ouvrage, on y trouvera toujours à s'instruire.

Il nous a paru intéressant, à nous aussi, d'étudier Rabelais; mais nous avons voulu chercher dans ses œuvres quelque chose que tous les auteurs se sont efforcés de ne pas vouloir y trouver: l'hygiène.

Rabelais fut un grand médecin; il inventa deux appareils de chirurgie: un rénové de Gallien, le glossocomion, et un purement personnel, le syringotome (1); il fut un anatomiste distingué; mais fut-il un hygiéniste?

Il est évident qu'au premier abord: Gargantua et hygiène semblent deux mots qui jurent singulièrement ensemble. Mais nous savons qu'avec Rabelais, il ne faut jamais s'arrêter « au premier abord »; il ne faut pas accepter comme vraie la première idée qu'on s'est faite d'une de ses phrases. Bien des analystes se sont trompés en l'étudiant, et même, sur certaines choses, on ne saura jamais s'il a voulu rire ou parler sérieusement. Aussi ne faut-il pas considérer comme trop paradoxal notre titre de « Rabelais hygiéniste ».

Nous allons prouver bien facilement, en suivant le texte d'un peu près, que Rabelais a connu et pratiqué l'hygiène, et que, s'il fut grand anatomiste, il ne fut pas moins grand hygiéniste.

---

(1) Heulard, *Rabelais chirurgien.*

Mais avant d'entreprendre l'analyse de ses œuvres, nous pouvons dire que dans sa vie privée et dans sa carrière médicale, Rabelais a été pour l'époque, un hygiéniste distingué (1).

En 1547, il était nommé médecin stipendié de la ville de Metz et, en même temps, médecin de l'hôpital Saint-Nicolas.

Or, à cette époque, à Paris et par conséquent à Metz, les « bourriers » de tous les habitants restaient dans les rues ; chacun en emportait un peu à la semelle de ses souliers ; à Paris, les seuls cantonniers étaient des troupeaux de porcs qui vivaient librement dans les rues (2).

Eh bien ! un des premiers actes médico-administratifs de Rabelais fut de donner ordre aux habitants de Metz d'enlever leurs immondices des rues. Cette mesure hygiénique avait pour but de préserver la ville de la *peste*. Sous le nom de *peste*, il faut comprendre la peste proprement dite, la lèpre et les maladies vénériennes.

En même temps, Rabelais eut dans ses attributions, l'inspection médicale des lupanars.

Enfin, à l'hôpital Saint-Nicolas, il divisa les entrants en *bons* malades et *pauvres* malades. Les *bons* malades étaient ceux qui souffraient de toutes les affections pathologiques ordinaires ; les *pauvres* malades au contraire, étaient les pestiférés, les lé-

---

(1) Voir la thèse de Mollet : *Rabelais clinicien*. Paris 1904.

(2) Voire Dulaure : *Histoire de Paris*.

preux et les syphilitiques. Ceux-ci revinrent de droit à Rabelais.

C'est probablement en souvenir de cette classification faite à l'hôpital Saint-Nicolas, que dans le chapitre XIX du cinquième livre de Pantagruel, en décrivant le palais de la Quinte-Essence, Rabelais écrit : « Par les premières galleries rencontrasmes grand tourbe de gens malades, lesquels étaient installés diversement selon la diversité des maladies, les ladres à part, les empoisonnez en un lieu, les pestiferez ailleurs, les verolez au premier rang : ainsi de tous les aultres. »

Il n'en était pas encore ainsi à l'Hôtel-Dieu de Paris (1).

Dans un autre ordre d'idées, au chapitre LXIV du quatrième livre, Rabelais entame une discussion pour savoir l'heure à laquelle on doit dîner, et comme conclusion il donne cet hygiénique conseil de bonne santé et de longue vie : « Plus proprement disent les médecins l'heure canonique estre :

> Lever à cinq, dipner à neuf,
> Soupper à cinq, coucher à neuf.

Ailleurs, Rabelais donne encore un excellent précepte d'hygiène, c'est au chapitre XLI du premier livre : « Dont dist Gargantua : Boyre si tost après le dormir, ce n'est vescu en diète de médi-

---

(1) Voir Dulaure : *Histoire de Paris.*

» cine. Il se fault premier escurer l'estomach des
» superfluitez et excremens. — C'est, dist le moyne,
» bien mediciné. »

Enfin, nous allons montrer Rabelais réellement hygiéniste quand il décrit, au LV chapitre
du premier livre, la construction de l'abbaye de
Thélème et les habitudes de ceux qui y vivent, dont
il réglemente jusqu'aux vêtements et aux coif-
fures, selon les saisons.

Nous laisserons de côté le luxe inouï qu'il
est sensé voir dans cet admirable palais ; nous ne
citerons que la grandeur et l'aération des chambres, ouvrant toutes sur des galeries extérieures ;
chaque chambre ayant son cabinet de toilette et
son « retraict » particulier. De plus, tout est admirablement aménagé pour les exercices physiques et
la vie en plein air. Le parc est immense : on nous
dira que cela ne coûtait pas beaucoup à Rabelais
de le dépeindre si vaste ! C'est exact, mais il avait
ses raisons pour cela, et il nous en donne l'utilité
hygiénique : il fallait de la place pour tous les
sports que l'on pratiquait à Thélème : lices, hip-
podromes, théâtre en plein vent, bains, jeux de
paume, jeux de grosse balle, buts pour tir à l'ar-
quebuse, à l'arc, à l'arbalète, écuries, etc. etc.

Enfin, pour en finir avec l'abbaye de
Thélème, citons deux passages dignes de figurer
dans nos traités modernes d'hygiène domestique :

1° Les offices et les servitudes sont cons-
truites en dehors des autres logis et ne comportent

qu'un rez-de-chaussée, de façon qu'il n'y ait pas, au-dessus des cuisines, des chambres malsaines, et inhabitables : « les offices hors la tour Hespérie, à simple estage ».

2° L'installation à Thélème du « tout-à-l'égout » : les gouttières que yssoient hors la muraille, entre les croyzées, pinctes en figure diagonale de or et azur *jusques en terre, où finissoient en grands eschenaulx qui tous conduisoient en la rivière par dessoulz le logis* ».

Voilà, croyons-nous, des exemples suffisants pour faire de Rabelais un hygiéniste entendu.

Mais il y a mieux : où Rabelais excelle, c'est dans l'hygiène de la jeunesse. A notre époque, où l'on crée partout des écoles, on devrait faire apprendre par cœur à ceux qui dressent les emplois-du-temps des écoliers, les chapitres où Rabelais traite de l'éducation de Gargantua.

Nous nous rappelons tous notre temps de collège avec horreur ; combien de regrets nous aurait-il laissés, si nos journées avaient été employées comme celles de Gargantua !

Nous ne voulons nullement nous occuper du côté intellectuel de cette éducation ; nous ne voulons y voir que le soin apporté à bien régler, chez un enfant, le travail, la distraction, les exercices physiques : *mens sana in corpore sano*. Mais laissons parler Rabelais !

Lorsque Grandgousier confie l'éducation

de son fils à Ponocrates, le pauvre Gargantua avait
été déjà abruti par une suite de pédagogues en
« us » qui, tout en lui faisant apprendre le *Modis si-
gnificandi*, le *Compost* et autres bêtises, et en les
lui faisant réciter à rebours, n'avaient réussi qu'à
annihiler leur écolier. Grandgousier s'apercevait
bien que son fils travaillait, mais : « toutefois
qu'en rien ne prouffitoit et, qui pis est, en de-
venoit fou, niays, tout resveux et rassoté ».
Devant des amis, l'enfant interrogé « se print à
pleurer comme une vache et se cachoit le visage
de son bonnet et ne fut possible de tirer de luy
une parole, non plus qu'un ped d'un asne mort ».

(Combien avons-nous connu de « forts-en-
thème » qui agissaient de même !)

Bref, Grandgousier change de précepteur
et prend Ponocrates. Quand celui-ci « congneut la
vitieuse manière de vivre de Gargantua, délibera
aultrement le instituer en lettres ; mais pour les
premiers jours le tolera, considérant que nature
ne endure mutations soudaines sans grande violence. Pour doncques mieux son œuvre commencer, supplia un scavant medicin de celluy temps,
nommé Theodore, à ce qu'il considerast si possible estoit remettre Gargantua en meilleure voye.
Lequel le purgea canonicquement avecq élébore
de Anticyre, et par ce médicament luy nettoya
toute l'altération et perverse habitude du cerveau.
Par ce moyen aussi Ponocrates luy feist oublier tout
ce qu'il avoit appris sous ses antiques précepteurs ».

Certes, c'était là un moyen pratique et commode, mais dans ce temps, l'ellébore avait tant de propriétés !

Ceci fait, Ponocrates dresse le nouvel emploi-du-temps de son élève.

Lever à quatre heures du matin. Aussitôt levé, *frictions* énergiques : certainement Rabelais ne veut pas parler ici de frictions sèches, il sous-entend les lotions par tout le corps (la douche et le gant de crin modernes). Pendant ce temps, on lit à Gargantua « quelque pagine de la divine Escripture » et on fait la prière.

« Puis alloit ès lieux secretz faire excré-» tion des digestions naturelles ». Y a-t-il meilleur précepte d'hygiène que d'éliminer dès le matin les toxines des digestions de la veille ?

Ce que nous comprenons moins, c'est que Ponocrates profite de ce moment pour répéter à son élève ce qu'on vient de lui lire, et lui expliquer les passages difficiles. Il faut se rappeler le sans-façon que l'on avait à cette époque, et ne pas oublier que nos rois, Louis XIV même, siégeaient souvent... sur leur chaise percée (1).

En retournant dans sa chambre pour s'habiller, l'enfant examine le ciel avec son précepteur, étudie l'état de l'atmosphère, pour savoir ce

---

(1) Les médecins de Louis XIV conseillaient au grand roi de se purger au moins une fois par mois; il se conforma à cette prescription amoureusement et jamais son tube digestif ne fut en bon état. (Brémond, *Les préjugés en médecine*).

que l'on fera pendant la journée. Car, selon le temps, les occupations seront différentes.

Enfin, après s'être habillé, préparé, peigné, l'enfant se met au travail pendant trois heures.

L'étude terminée, les livres et les cahiers fermés, on s'en va en causant « en Bracque ou ès prez », pour jouer à la balle, à la paume, à la pile trigone ; « se exercens le corps, comme ilz avoient les âmes auparavant exercé ». Mais, avant tout, on fait bien attention de ne pas se fatiguer : on joue, mais le jeu est libre, c'est-à-dire que l'on joue à ce que l'on veut, et que l'on s'arrête dès qu'on transpire ou qu'on est fatigué : « Tout leur jeu n'estoit qu'en liberté, car ilz laissoient la partie quand leur plaisoit, et cessoient ordinairement lors que suoient parmy le corps, ou estoient aultrement las ».

Puis tout le monde s'essuie, se frictionne, change de chemise et revient lentement dîner.

A table, on commence par lire ou raconter quelques histoires gaies, pour exciter l'appétit, jusqu'à ce qu'on apporte les vins. En mangeant, Ponocrates tient une conversation instructive et amusante sur les différents plats qu'on sert.

« Parachevant leur repas par quelque confection de cotoniat » (marmelade de coings), ces messieurs se nettoient les dents, se lavent les mains et les yeux avec de l'eau fraîche, et récitent le *benedicite*.

Puis, au lieu de forcer l'enfant à courir

et à se fatiguer tout de suite après le repas —
(délicieuse habitude qui existe dans tous les col-
lèges, où l'on vous oblige parfois à faire de la gym-
nastique ou de la course en sortant de table) — on
se repose tranquillement une heure, « attendans
la concoction et digestion de son past », en jouant
aux cartes, en faisant de l'astronomie amusante,
de la musique, en chantant.

Avant de travailler de nouveau, on satisfait à la nature : « la digestion parachevée, se pur-
» goit des excremens naturels » ; puis, on se remet
à l'étude pendant trois autres heures.

Et ce sera tout de la journée, en fait de
travail de bureau, de travail enfermé ; et nous
croyons fermement que six heures de travail d'écri-
ture ou de lecture par jour, c'est grandement suffi-
sant pour un enfant.

« Ce faict, yssoient hors leur hostel,
avecques eulx un jeune gentilhomme de Touraine,
nommé l'Escuyer Gymnaste, lequel luy montroit
l'art de chevalerie. »

Gargantua change donc de vêtement, il se
met en tenue de cheval et fait de l'équitation. Mais
après cela, selon les jours, les exercices physiques
varient. Tel jour, il fait des armes, de la hache, de
la pique, de l'épée ; tel autre jour il chasse ; une
autre fois il lutte, il court, il saute ; une autre fois
il prend un bain, fait de la natation, du canotage ;
mais il fait toujours suivre son bain d'une marche
forcée, ou d'une ascension en montagne, pour ame-

ner de la réaction ; ou bien il fait du trapèze, il joue aux barres. Bien mieux : « pour se exercer le thorax et le pulmon, crioit comme tous les diables. »

« Et pour gualentir les nerfz, on luy avait faict deux grosses saulmones de plomb, chascune du poys de huyt mille sept cens quintaulx, lesquelles il nommoit altères. Icelles prenoit de terre en chascune main et les eslevoit en l'air au-dessus de la teste, et les tenoit ainsi sans soy remuer troys quars d'heure et davantage... »

Enfin quand le temps des exercices a pris fin, nettoyage à grande eau, frictions, rafraîchissements ; et l'on rentre doucement en passant par les prés pour faire de la botanique et rapporter des plantes.

Le souper est « copieux et large » ; — (on comprend sans peine que Gargantua doit avoir faim) — « car tant en prenoit que luy estoit de besoing à soy entretenir et nourrir, ce que est la vraye diète prescripte par l'art de bonne et seure médécine. »

Après le souper, musique, cartes, gobelets, prière, et... au lit.

Nous avons vu que l'emploi du temps changeait avec l'état de l'atmosphère : en effet, s'il pleuvait, on travaillait avant dîner comme les autres jours, mais devant un grand feu, « pour corriger l'intempérie de l'air. »

Après dîner, comme Gargantua ne peut sortir, Ponocrates tient à ce qu'il fasse quand même

de l'exercice ; aussi « par manière de apothérapie,
» s'esbatoient à boteler du foin, à fendre et scier
» du boys, et à batre les gerbes en la grange. »

L'après-midi, il emmène son élève entendre les cours publics, visiter les artisans, les manufactures, les droguistes, les apothicaires ; il lui fait faire de l'escrime dans une salle d'armes.

« Eux retournez pour souper, mangeoient plus sobrement que és aultres jours, et viandes plus desiccatives et extenuantes, affin que l'intemperie humide de l'air, communicquée au corps par necessaire confinité, feust par ce moyen corrigée, et ne leurs feust incommode par ne soy estre exercitez comme avoient de coustume. »

Enfin — pour couronner cet admirable traité d'éducation, une fois par mois — le maître, l'élève et des amis vont faire une grande partie de campagne, à Boulogne, Montrouge ou Charenton, et là, pendant toute une journée s'amusent, dansent, chassent, pêchent et... font une cure d'air.

Avions-nous tort d'affirmer que Rabelais était un parfait hygiéniste ??

*
* *

Il semble qu'avec de si bons conseils d'hygiène, on n'ait jamais besoin de médecin, qu'on ne doive jamais se « médiciner ». Malheureusement, ils sont rares ceux qui vivent d'une façon hygiénique parfaite, et le devoir du médecin est d'avoir une pharmacopée complète, un arsenal médical tout prêt à battre la maladie en brèche dès son apparition.

Aussi Rabelais est-il un excellent professeur de thérapeutique. En lisant ses œuvres, on peut se convaincre à chaque ligne qu'il possède d'une façon complète sa matière médicale et sa pharmacologie.

Certains analystes ont cru que d'un bout à l'autre de ses œuvres, Rabelais se moquait de la thérapeutique de son temps.

Tel n'est pas notre avis !

Certes Rabelais se moque quelquefois, mais c'est seulement quand il parle des croyances anciennes, et il ne manque alors jamais l'occasion d'attaquer Hippocrate, Pline, Gallien, etc., « et autres fols ».

Il se moque au chapitre III du livre I : « Comment Gargantua fut unze mois porté au ventre de sa mère » ; il se moque de Pline et d'Orpheus quand il parle des vertus de *l'éme-raude*, « une grosse émeraude de la grosseur d'une pomme d'orange, car elle a vertu érective et confortative du membre naturel » ; ou bien quand il signale les propriétés du *jaspe* « dont toute sa vie en eut l'emolûment tel que scavent les médicins gregoys ».

Mais Rabelais se moque-t-il quand il écrit : « Je croys que l'ombre de Mgr Pantagnel engendre les altérez, comme la lune faict les catarrhes » ? Nous n'en sommes pas sûrs. Que Rabelais soit capable de comprendre que tous les préjugés de son temps sont faux, c'est possible ; mais l'influence de la lune n'était mise en doute à cette époque par personne, pas même par Ambroise Paré; et de notre temps encore, il existe pas mal de personnes *instruites* — (nous en connaissons) — qui ne se purgeraient pas pour beaucoup aux changements de lune, et qui attribuent à la dite lune une grande influence sur les accouchements.

Quant à la pharmacopée de son temps, Rabelais est, à notre avis absolument sincère ; il a fait de son ouvrage, dans certains chapitres, un livre de thérapeutique utile et mise à la portée de tous, un livre de vulgarisation médicale.

Rabelais est notamment sincère dans son traitement de la vérole, ce qui fut sa véritable spécialité(1). Il reconnaît le peu d'effet des efforts des médecins, mais il est persuadé que le traitement employé est le seul vrai.

Rabelais traitait la vérole comme tous les médecins de son temps, affaiblissant leurs malades en croyant les guérir. C'est la méthode de l'Italien Gaspard de Torella. Les malades étaient, pour commencer, enduits de pommade mercurielle; le mercure ayant été connu de tout temps. Paracelse n'a fait que nous rappeler le mercure,

---

(1) Voir thèse de Mollet.

puisqu'on a démontré (1) qu'en l'an 2637 avant Jésus-Christ, les médecins chinois traitaient la vérole par des frictions mercurielles. Au Moyen âge, si nous en croyons Jean Fernel, les Arabes utilisaient le mercure : « Les Arabes employèrent avec succès l'hydragyre, le mêlant avec certaines huiles et poudres, ils en frottaient les jointures des bras et des cuisses, d'autres l'épine dorsale et le col, d'autres les tempes, d'autres le ventre, d'autres enfin le corps ». Cette préparation que l'on nommait *unguentum saracenicum*, contenait un neuvième de mercure.

Quand la vérole passa d'Italie en France, les médecins français employèrent la méthode thérapeutique de Torella, dont l'onguent était au 1/40 ; puis, peu à peu, ils augmentèrent la dose, et en vinrent, au temps de Rabelais, à barbouiller les malades de la tête aux pieds.

Le résultat était, pour le malade, une stomatite mercurielle épouvantable ; (preuve certaine que le traitement faisait effet, pensaient les médecins). « O, quantes fois nous les avons veu, à l'heure qu'ilz estoient bien oingts et engraissés à poinct, et le visaige leur reluisoit comme la claveure d'un charnier et les dents leur tressailloient comme font les marchettes d'un clavier d'orgue ou d'espinette, quand on joue dessus, et que le

---

(1) Dabry, *La Médecine chez les Chinois*, 1863.

gosier leur escumoit comme à un verrat que les vaultres ont aculé entre leurs toiles ».

Etre *gresseur de vérole* devint même une profession : « le pape Sixte estoit gresseur de vérole. — Comment ! dist Pantagruel, y a t-il des vérolés de par là ? — Certes — dist Epistemon, je n'en vis onques tant, il y en a plus de cent millions. Car croyez que ceux qui n'ont eu la vérole en ce monde-cy, l'ont en l'autre. » Voilà une maladie réellement incurable !

Puis, les malades étaient mis dans une grande étuve pour les faire transpirer ; ce traitement à l'étuve durait de vingt à vingt-cinq jours, au bout desquels la plupart des malades, débilités par ces transpirations exagérées, par leur stomatite intense, et par les doses toxiques de mercure, mouraient, (s'il faut en croire Ulrich de Hutten), dans une proportion de quatre-vingt-dix-neuf pour cent.

Rabelais, essentiellement humain, ajoute un nouveau traitement à celui-ci ; il s'efforce de combattre la neurasthénie dont étaient frappés tous les syphilitiques et c'est pour eux qu'il compose ses œuvres, pour chasser leur ennui, pour les faire rire, tout en les priant de ne pas lire « Gargantua » sans se faire d'abord « relier le ventre avec de bonnes grosses sangles ou bons gros cercles de cormier », afin de ne pas claquer de rire et s'envoler de joie.

Tant qu'à mourrir, mieux vaut mourrir en riant.

Rabelais, en fait de maladies vénériennes, ne traite pas que la vérole, il s'occupe aussi *de la blennorhagie*. Il y attache toutefois moins d'importance; cette affection étant considérée alors comme une chose douloureuse mais de peu de gravité; (opinion que bien des personnes de nos jours partagent encore, en appelant la chaude-pisse « un rhume de jeunesse »).

« Peu de temps après, ce bon Pantagruel tomba malade et feut tant pris de l'estomach qu'il ne pouvoit boire ny manger; et parce qu'un malheur ne vient jamais seul, luy print une pisse-chaulde qui le tourmenta plus que vous ne penseriez; mais ses médecins le secoururent et très bien avecques force de drogues lénitives et diurétiques, le firent pisser son malheur. Il print quatre quintaulx de scammonée colophoniacque, six vingt et dix-huit charretées de casse, unze mille livres de reubarbe, sans les aultres barbouillements, »

Dans le chapitre XXXVIII du livre I, il traite même — durement mais sûrement — les *bubons :* « car il arrapoit l'un par les jambes, l'aultre par les espaules, l'aultre par la bezace, l'aultre par la foillouze, l'aultre par l'escharpe; et le pauvre haire qui l'avoit féru du bourdon, lui accrochea par la braguette; *toutesfoy ce luy fut un grand heur car il luy percea une bosse chancreuze qui le martyrisoit depuis le temps qu'ils eurent passé Ancenys.* »

Puisque nous venons de parler d'une opération chirurgicale, citons encore quelques passages de pathologie externe des œuvres de Rabelais.

C'est d'abord une opération pratiquée sur une femme muette : « Elle parla par l'art du médecin et du chirurgien qui luy couppèrent un encyliglotte qu'elle avoit souls la langue. » Cet encyliglotte n'est rien autre chose que le *filet*, auquel on attribuait au Moyen âge, (et on attribue encore de nos jours dans les classes illétrées), tant de méfaits ! (Chapitre XXXIV, livre V).

Voici maintenant le traitement de la *sciatique* par la révulsion : « Notez que cestuy rôtissement me guérist d'une isciatique entièrement, à laquelle j'estoys subjet, plus de sept ans avant, du cousté auquel mon rôtisseur me laissa brûler. » (Livre II, chapitre XIV).

La *mousse* est un excellent hémostatique pour guérir les plaies ; (Chapitre XV du livre II.) De tout temps, la mousse a été employée comme hémostatique et cicatrisant, et l'est encore dans nos campagnes. Tragus en 1552, et bien après Rabelais, Rembert Dodoens en 1616, Lémery en 1650, Pitton Tournefort en 1694, la citent comme « astringente, propre pour arrêter les hémorragies, étant appliquée dessus ».

De la chirurgie à l'obstétrique, il n'y a qu'un pas ; parlons donc un peu de cette science.

Rabelais conseille aux femmes de ne pas absorber de nourriture échauffante pendant leur grossesse et surtout quand elles sont près de leur terme. Grandgousier, au chapitre IV du Livre I, gronde sa femme parce qu'elle mange trop de tripes à l'approche de son terme : « Disoit toutefoys à sa femme qu'elle en mangeast le moins, veu qu'elle aprochait de son terme, et que cette tripaille n'estoit viande moult louable. »

Rabelais a connu le toucher vaginal et semble même dire qu'il était alors de pratique courante. Les sages-femmes qui assistent Gargamelle le pratiquent : « Et la tastant par le bas, trouvèrent quelques pellauderies assez de maulvais goûts, et pensoyent que ce feust l'enfant ; mais c'estoit le fondement qui lui escappoit, à la mollification du droict intestine, lequel vous appelez le boyau cuillier, par trop avoir mangé de tripes, comme avons déclairé cy-dessous. »

Après s'être occupé de la mère, Rabelais donne des conseils pour l'enfant. Son Gargantua tète le lait des vaches choisies spécialement à Pautillé et Bréhemond, deux villages situés dans les pâturages des environs de Chinon. Le jeune Gargantua n'est sevré qu'à un an et dix mois ; alors, on commence à le promener en voiture : « En cet estat passa jusques à un an et dix moys, auquel temps par le conseil des médecins, on commença à le porter, et fut faicte une belle charrette à bœufs... » (chapitre VII, livre I).

Il donne encore, au chapitre IV du livre II, en parlant de Pantagruel, le conseil de ne pas laisser trop longtemps les enfants au berceau, mais les faire marcher : « Ensemble aussi que les médecins de Gargantua disoyent que si l'on le tenoit ainsi au berceau, qu'il seroit toute sa vie subjet à la gravelle. »

Voyons maintenant quelles sont les plantes que Rabelais conseille d'utiliser dans un but thérapeutique.

Et d'abord, *le raisin* : en dehors des « beuveries » qui font la joie de tous les héros de son ouvrage. Rabelais considère le raisin comme un excellent médicament, intus et extra.

En parlant de la jeunesse de Gargantua, il écrit au chapitre VII du premier livre : « Mais il se conchioit à toutes heures : car il estoit merveilleusement phlegmatique des fesses, tant de sa complexion naturelle, que de la disposition accidentale qui luy estoit advenue par trop humer de purée septembrale. »

Plus loin, au chapitre XXV du même livre, Rabelais écrit en parlant du raisin : « Car notez que c'est viande céleste, manger à desjeuner raisins avec fouace fraîche, mesmement des pineaulx, des fiers... pour ceux qui sont constipés du ventre, car ilz les font aller long comme un vouge, et souvent cuidans peter ilz se conchient... »

Enfin, il conseille le raisin en application externe : « Et avec de gros raisins chenins estuvèrent les jambes de Forgier mignonnement, si bien qu'il feust tantost guéri. »

La cure de raisins est trop connue de nos jours pour que nous essayions d'en faire l'histoire ; qu'il nous suffise de dire qu'au temps de Rabelais toutes les propriétés du raisin étaient connues, qu'on l'employait surtout comme apéritif, purgatif, pour arrêter les hémorragies, et que le marc servait à envelopper « les membres ou tout le corps des malades de rhumatismes, de paralysie, de goutte sciatique, pour les y faire suer et pour faire fortifier les nerfs » (Lémery, *Dictionnaire des drogues simples*).

Voici maintenant cinq moyens de refréner la concupiscence charnelle : le *vin*, le *travail manuel*, le *travail cérébral*, l'*acte vénérien*, et enfin « certaines plantes et drogues rendent l'homme refroidy, mal éficié, et impotent à la génération ; l'expérience y est nymphoea, héréclia, amérine, saule, chênevet, périclyménos, tamarisque, vitex, mandragore, ciguë, orchis le petit, la peau d'un hippopotame et aultres. »

La vertu des quatre premiers moyens : vin, travail manuel, travail cérébral et acte vénérien, ne peut pas être mise en doute ; quant à ces différentes plantes voyons un peu ce qu'en disent les auteurs.

Le *nymphoea* a ses vertus anaphrodisiaques confirmées par Rembert Dodoens dans son *Histoire des Plantes*, en 1557 : « La racine et semence de nénuphar blanc sont fort utiles contre l'appétit du jeu d'amour, si on en boit la décoction, ou si on en use en poudre, car elles sèchent la semence naturelle et font que l'homme vit en chasteté ». Léméry, en 1659, dans son *Dictionnaire des drogues simples*, se contente de dire que les graines de nénuphar sont « un peu narcotiques » et « sont bonnes pour exciter le sommeil. »

L'*héraclia* n'est autre chose que l'héracleum, spondylium majus, la grande Berce. Rembert Dodoens en 1616, Bauhin en 1650, Tournefort en 1694, Parkinson en 1729, le citent et Léméry écrit « il est propre pour les maladies hystériques. »

Sur l'*amérine*, nous n'avons rien trouvé dans les auteurs anciens ; mais son nom, exactement amerimne (du grec amèrimnos, exempt de souci) semblait donner raison à cette attribution.

Le *saule* est plus connu ; tous les auteurs anciens en parlent : Dioscoride, Bauhin, Rembert Dodoens, Tournefort, Léméry, Parkinson, tous lui attribuent la même vertu anaphrodisiaque : « l'écorce, les feuilles, la semence de saule sont rafraîchissantes, on en fait prendre une décoction pour arrêter les ardeurs de Vénus ». En 1648, Schroder déclare dans sa *Pharmacopée raisonnée* : « Le principal usage du saule est d'éteindre l'appétit amoureux désordonné, surtout celui des femmes, que cette plante peut rendre stériles. »

Même remarque pour le *chènevé* ou chanvre ; tous les auteurs anciens déclarent que « sa semence est estimée propre à ralentir les ardeurs de Vénus, étant prise plusieurs jours de suite. »

Nous n'avons pu trouver nulle part semblable attribution au *périclymenos* ou chèvrefeuille,
au *tamarix* qui serait le tamarin ou le tamaris d'E-
gypte, à la *mandragore* qui serait simplement « nar-
cotique et rafraîchissante (1) », à la *ciguë*, au *vitex*,
à la *peau d'hippopotame* ; nous avons même trouvé
dans tous les auteurs, autres que Rabelais, à l'*orchis* une vertu absolument contraire.

Par contre, Rabelais n'a garde d'oublier
la flagellation comme excitant génésique ; moyen
connu depuis longtemps déjà, toujours employé
(nous en connaissons des exemples) (2) et qui fut
pratiqué avec tant d'ardeur par Henri III, par le
régent et ses amis sous la jeunesse de Louis XV,
par J.-J. Rousseau, etc. (Voir Cabanès, *Indiscrétions de l'Histoire*, et Dulaure, *Histoire de Paris*).

Prenons maintenant des noms au hasard
dans la thérapeutique de Rabelais : nous avons vu
le médecin Théodore donner au jeune Gargantua de
l'*ellébore* pour le purger physiquement et moralement. Ailleurs, il dit encore : « Et luy conseilloit
prendre quelque peu de ellébore, afin de purger
cestuy humeur en lui peccant. » Cette opinion
était celle de Bauhin, Tournefort, Dodoens, Parkinson, Léméry : « la racine de l'ellebore blanc

---

(1) Anatole France en fait même un aphrodisiaque
dans *La Rôtisserie de la reine Pédauque*.

(2) Nous pourrions citer un vieillard de 70 ans qui, une
heure tous les soirs, se fait fouetter au martinet par sa bonne,
une grosse gaillarde, et qui va se coucher ensuite.

purge par haut et par bas, mais avec une si grande violence et avec tant d'âcreté, qu'on pourrait à juste titre le mettre au rang des poisons... l'ellébore est employé pour purger l'humeur noire. » Enfin La Fontaine écrit :

> Ma commère, il faut vous purger
> Avec quatre grains d'ellébore.

Certaines plantes ont la propriété de rompre les calculs dans la vessie, opinion qui subsiste bien après Rabelais, puisque les auteurs du XVIIIe siècle attribuent semblable vertu à bien des plantes, entre autres à l'*ail*. « Panurge donna à manger à Pantagruel quelque diable de drogues composées de lithontripon, néphrocatarticon, coudinac cantharidisé, et aultres espèces diurétiques. »

Il n'a garde d'oublier l'*or potable* qui conserva si longtemps l'estime générale ; si bien qu'au XVIIIe siècle, les belles dames en prenaient encore pour rester jeunes, malgré les avis des médecins du temps qui avaient enfin compris que tout cela n'était que chimère.

Voici maintenant l'*eau de rose* : « Et y feussent encore sinon qu'on apporta force vinaigre et eau de rose, pour leur faire revenir le sens et entendement accoutumé. » Mais l'eau de rose avait une autre propriété ; elle était recommandée ainsi que l'*eau d'ange* comme astringente pour la toilette vaginale des dames.

Le *chanvre*, en dehors des qualités anaphrodisiaques que nous lui connaissons, guérit les brûlures ; sa « racine cuite à l'eau ramollit les nerfs étirés, les joinctures contractes, les podagres scliuhotiques, les gouttes nouées. »

Le *safran* arrête le cœur par « résolution et dilatation superflue » ; le *chou* et le *verbascum* sont bons pour les maladies de poitrine ; l'*ognon* est mauvais pour les yeux ; le suc d'*Euphorbe* est sternutatoire ; la graine de *fougère* fait avorter les femmes enceintes ; l'*aristoloche* les aide au contraire pour l'accouchement ; la *mauve* est émolliente ; le *lichen* guérit les maladies de peau de ce nom ; le *callitrium* fait pousser les cheveux.

Mais n'allons pas plus loin ! Nous pourrions citer encore bien des noms, en faisant remarquer que pour toutes ces plantes, Rabelais se trouve en parfaite communion d'idées avec les auteurs de son temps et des deux siècles qui l'ont suivi.

Nous n'aurions garde cependant d'oublier cet aliment, qui est en même temps un remède, dont Rabelais découvrit la formule dans les œuvres de Pline et de Dioscoride : c'est le *garum*, sorte de sanve verte faite avec du garus, de l'anchois ou de la sardine (1). Après avoir confectionné ce condiment, Rabelais en envoya un petit peu à Etienne Dolet, son imprimeur et ami : « Ce garum que nos médecins ne connaissent plus et que leurs prédécesseurs estimoient tant, je te l'envoie. Tu ajou-

---

(1) Voir la thèse de Mollet.

teras à ton gré du vinaigre et de l'huile, il en est
cependant qui préfèrent le goût du beurre. Pour
toi, qui passes ta vie courbé sur des livres, il n'est
point de meilleure préparation pour te rendre l'appétit. te balayer les humeurs et te relâcher plus
commodement le ventre. »

Cette préparation eut une énorme fortune
et Rabelais la cite au chapitre II du Tiers-Livre, en
exagérant à dessein ses propriétés dans un but
d'amusement : « Vous faîtes belle saulce verde, de
legière concoction, de facile digestion, laquelle
vous espanouist le cerveau, esbaudit les esprits
animaulx, resjouit la veue, ouvre l'appétit, dé-
lecte le goust, assère le cœur, chatouille la langue, fait le teinct clair, fortifie les muscles, tem-
père le sang, allègre le diaphragme, rafraischit
le foye, désoppile la ratelle, soulaige les rognons,
assouplit les reins, desgourdit les spondiles,
vuide les uretères, dilate les vases spermatiques,
abbrévie les crémasters, expurge la vessie, enfle
les génitoires, corrige le prépuce, incruste le ba-
lane, rectifie le membre ; vous faict bon ventre,
bien rotter, vessir, peder, fianter, uriner, ester-
nuer, sangloutir, toussir, cracher, vomiter, bais-
ler, moucher, haleiner, inspirer, respirer, ron-
fler, suer, dresser le virolet, et mille aultres
rares advantaiges. »

En terminant, qu'on nous permette de
donner un conseil à certains de nos confrères : lisez
la lettre de Rabelais à Monseigneur Odet, cardinal

de Châtillon, publiée au commencement du Quart-Livre de Pantagruel.

Rabelais y décrit avec justesse la façon dont un médecin devrait toujours se présenter devant ses malades : « comme sil deust jouer le rolle de quelque amoureux ou poursuyvant en quelque insigne comédie, ou descendre en camp clos pour combattre quelque puissant ennemy. » — «... Semblablement pourroit le médecin ainsi desguisé en face et habiter, mêmement revêtu de riche et plaisante robe... répondre à ceux qui trouveroient la prosopopée estrange : Ainsi me suis-je accoustré, non pour me guorgiaser et pomper, mais pour le gré du malade lequel je visite, auquel seul je veulx entièrement complaire, en rien ne l'offenser, ne fascher. »

Et plus loin, il fait entre le médecin « tant mieux » et le médecin « tant pis », un tableau comparatif peu en faveur de ce dernier, montrant «... le minois du médicin chagrin, tétrique, reubarbatif, catonian, mal plaisant, mal content, sevère, rechigné, contriste le malade ; et du médecin la face joyeuse, seraine, gratieuse, ouverte, plaisante, resjouit le malade. »

Que nos confrères ne nous en veuillent pas... nous n'avons nommé personne !

Quelques mots
sur François II

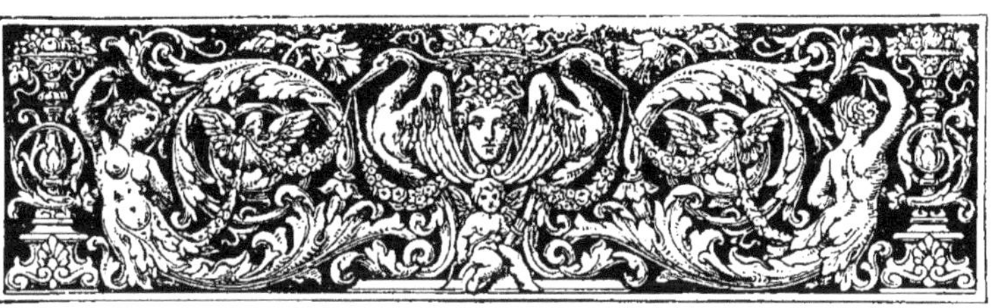

QUELQUES MOTS
SUR FRANÇOIS II

E Samedy, 19 de Janvier 1543, entre quatre et cinq heures du soir, madame la Daulphine, depuis royne, et aujourd'hui gouvernante de France, accoucha à Fontainebleau du défunt le duc François (1).

Le futur François II naquit faible et d'une constitution délicate. Le peuple se fit alors une singulière opinion sur la cause de cette faiblesse de constitution : Catherine de Médicis était restée dix ans stérile ; on prétendait même que le savant médecin Fernel avait indiqué à Henri II un moyen absolument sûr de faire cesser cette stérilité chez

(1) Note écrite par Claude de l'Aubespine, frère de l'évêque de Limoges, Sébastien de l'Aubespine. Cité par Louis Paris, *in Négociations, lettres et pièces relatives au règne de François II*.

sa femme : « Le peuple estoit persuadé (1), dit Varillas, que la reine-mère, après dix ans de stérilité, n'avoit conçu le roi que parce que le premier médecin Fernel avoit conseillé à Henri de coucher avec elle durant ses ordinaires ». Varillas ajoute plus loin que l'opinion de tous était que François II tenait à cette circonstance sa faible constitution ; car les personnes engendrées dans ces conditions n'étaient, croyait-on, jamais saines.

A notre avis, l'état maladif du jeune roi n'est que le triste héritage de son père et de son grand-père. D'ailleurs il n'allait pas être le seul à recueillir cette agréable succession : sur les dix enfants d'Henri II, deux meurent aussitôt leur naissance, Vittoria et Jeanne ; un, Louis d'Orléans, meurt à dix-huit mois ; François II meurt à dix-sept ans, Elisabeth à vingt-trois, Charles IX à vingt-quatre, le duc d'Anjou à trente.

Faible de santé, François II fut aussi faible de caractère : pendant la durée de son court règne, il fut toujours sous la domination de sa mère ou des oncles de sa femme, craignant alternativement les uns ou les autres, craignant son peuple, pleurant devant le danger — comme le jour de la conspiration d'Amboise — tendre et bon mais allant jusqu'à accepter, par obéissance, d'assassiner lui-même le roi

(1) Voir dans le *Dictionnaire historique* de Bayle, l'article consacré à Fernel.

de Navarre, guet-apens dont celui-ci sut intelli·
gemment se tirer.

François avait avant tout besoin d'affection et de tendresse et s'attacha à sa femme Marie
Stuart — qu'il avait épousée le 24 avril 1558 — avec
une passion qui alla chaque jour en grandissant. Il
paraît même qu'il l'aima trop : « Son peu d'âge et la
brièveté de son règne, ne donnèrent pas lieu de
juger qu'il eut été bon ou mauvais Prince : et
l'on ne remarqua point en lui d'autre passion
violente que l'amour pour la Reine sa femme qui
s'augmentait de jour en jour et ne s'accordant
pas avec la faiblesse de sa complexion et avec ses
autres infirmités fut plus vraisemblablement l'occasion de sa mort... » (Varillas, *Histoire de François second*).

Dès sa naissance, il fut atteint du mal qui
ne devait plus le quitter et qui devait occasionner
sa mort : une maladie inflammatoire de l'appareil
auditif, une otorrhée gauche.

Nous n'avons pu retrouver dans les bio-
graphes de François II, aucun indice sur le début
exact de cette affection ; et ce silence des auteurs
nous permet de certifier presque la nature de
cette maladie.

Si en effet, l'écoulement avait été précédé
de violentes douleurs d'oreille, accompagnées de
fièvre ; les auteurs n'auraient pas manqué d'en parler. Nous pensons au contraire que l'écoulement
s'est établi avec peu ou pas de douleurs, lentement,

6.

incidieusement ; et si nous songeons à la faiblesse de constitution du jeune roi, aux tares physiques du père et du grand-père, si nous tenons compte de la mortalité des frères et sœurs de notre malade, nous sommes bien tentés de diagnostiquer, sans crainte d'erreur, une otite gauche moyenne de nature tuberculose avec perforation du tympan.

A cette époque, on se fit sur cette affection et son étiologie une singulière idée. En septembre 1549, notre malade, en plus de son mal d'oreilles, fut atteint d'une diarrhée terrible. Voici, à ce sujet, un fragment d'une lettre écrite par Henri II à d'Humières, le gouverneur du jeune dauphin, alors âgé de six ans et demi.

« Montreuil, 16 septembre 1549.

» Mon cousin,

» J'ai reçu deux lettres de vous, les dernières du onze de ce mois, par lesquelles j'ai veu comme mon filz le dauphin se trouvoit mal d'un flux de ventre, procédé, ainsy que dient les médecins, des humeurs cuittes et accumulées dedans son corps, pour ne se moucher point la plupart du temps. A quoy, pour l'advenir, il faut bien que vous pourvoyiez, l'admonestant par doulceur de se moucher, et luy mettant en avant ceste maladie qui par faute de ce luy est advenue ; et là où pour cela il n'en feroit rien, vous l'y contraindrez, car

il serait bien difficile que aultrement il feust jamais sain. »

François II vécut ainsi jusqu'à seize ans
passés, cahin-caha, souffrant de temps en temps. ne
faisant pour tout traitement que de se curer l'o-
reille (1) quand elle était pleine de pus, augmentant
ainsi l'infection.

Brusquement la crise finale éclate, alors
que rien ne pouvait la faire présager. Le dénoue-
ment fut même si brusque, si rapide que le peuple
en reçut la nouvelle comme un coup de foudre ; on
crut longtemps à un crime : « Le roi avait une fistule à l'oreille ; on aurait, disait-on, empoisonné la
coiffe de son bonnet de nuit à l'endroit qui y ré-
pondait... On accusa même son barbier de lui avoir
subtilement soufflé une poudre empoisonnée dans
l'oreille (2) ».

L'empoisonnement était une supposition
gratuite ; si le peuple ne savait pas son roi mortelle-
ment atteint, les grands surpris tout de même par
la brusquerie du début — savaient fort bien que la
maladie était mortelle.

Voici ce qui s'était passé :

---

(1) « ... façon de cure-dens et cure-oreilles, ensemble
l'estuif aussi d'argent. tout taillé d'espagne à la moresque,
des lettres de F. couronnées, le tout meslé... Façon d'un
estuif d'or garni d'ung cure-dens et d'ung cure-oreilles, enri-
chy de couronnes émaillées de rouge et de blanc... Argen-
terie du Roy, 1560, fol. 52.
(2) Voir Varillas : *Histoire de François II.*

Le mal avait dû depuis quelque temps déjà prendre de l'extension d'une manière sourde ; la suppuration avait dû s'étendre peu à peu, gagner incidieusement les tissus voisins, sans réaction extérieure apparente. Le roi ne se plaignit de rien, soit que réellement il ne souffrit pas plus qu'à l'ordinaire — ce qui se peut très bien avec une affection tuberculeuse — soit qu'il ne voulut pas se plaindre, tracassé comme il l'était alors par ses oncles au sujet de la condamnation du prince de Condé.

Le 17 novembre 1560, le roi est pris brusquement d'un évanouissement : disons tout de suite que les auteurs ne sont pas d'accord sur cette syncope.

Voici ce que nous dit Varillas : « Et le même jour, dix-sept de novembre, le Roy sortit d'Orléans sous prétexte d'aller à la chasse : mais en effet pour n'estre pas dans la ville lors qu'on exécuterait à mort le Bailly Groslot.

» Sa Majesté n'eut pas plustost traversé le fauxbourg, qu'elle sentit à l'oreille droite (1) un mal si violent qu'on fut contraint de la ramener dans la ville et de la coucher. »

Dans l'Extrait de l'*Histoire de la maison de Lorraine*, par Larcourt, chanoine de Reims (2), nous trouvons la même histoire de chasse :

---

(1) Nous voulons croire que Varillas s'est trompé en écrivant, il est le seul qui accuse l'oreille droite ; tous les autres auteurs parlent de l'oreille gauche.

(2) Cité par Louis Paris, *Négociations, lettres et pièces relatives au règne de François II.*

« Le Roi, qui ne vouloit point se trouver à l'exécution de Groslot, baillif d'Orléans, auquel on vouloit couper la tête le 17 du même mois, sortit la veille, sous prétexte d'une partie de chasse. Il ressentit une douleur d'oreille plus grande que celles qui l'avoient incommodé autrefois. »

D'après Louis Regnier de la Planche (1), les choses se passèrent autrement : « Sur le soir, estant le Roy à vespres aux Jacobins, il luy prit un grand esvanouissement, qui fut cause qu'on l'emporta hastivement en sa chambre; et revenu de pamoison commença à se plaindre de la teste en la partie de l'oreille gauche, en laquelle il avait eu de tout temps une fistule, en sorte que de la douleur la fiebvre le print. »

Jean de Serres dans une *Histoire des choses mémorables advenues en France*, *1599*, nous dit également la même chose : « le Roy estant à vespres au temple des Jacobins. »

Quoiqu'il en soit voici une lettre très inté-ressante de Catherine de Médicis à Guillaume Desaulx, sieur de Villefaucon, datée du 4 décembre 1560 (2) : « Monsieur de Villefaucon, depuis quel-ques jours, le Roy mon fils s'est trouvé assailly d'un catarrhe qui l'a tellement et si fort persécuté, ac-

---

(1) *Histoire de l'Etat de France, tant de la République que de la religion sous le règne de François II*, par Louis Ré-gnier de la Planche. MDLVXVI.

(2) Louis Paris, *loco citato*.

compaigné d'une grosse fiebvre qui l'a mis en extrême danger pour la griefve maladye qu'il supporte. »

Tout d'abord, les oncles du Roi ne s'inquiétèrent pas outre mesure ; ils étaient tellement habitués à voir leur neveu souffrant ! Ils traitèrent cela de fluxion et de catarrhe sans s'alarmer davantage que dans les autres accès dont le roi s'était tiré heureusement ; ils firent publier qu'il n'y avait rien à craindre : « que la maladie du Roy ne procedoit que du catarrhe qui durant son enfance luy estoit tombé sur l'oreille et qu'il estoit aisé de dissoudre et d'attirer au dehors l'humeur maligne qui s'y estoit jettée. »

Malheureusement il fallut bientôt reconnaître la gravité du mal. Les douleurs augmentèrent rapidement, une fièvre terrible assaillit le malade ; l'écoulement par l'oreille devint extrêmement abondant et fétide ; « mais le mal se déclarant par l'écoulement du pus qui sortoit en abondance, on reconnut qu'il était attaqué d'un abcès dangereux de la tête... (1) »

« La maladie estoit mortelle et elle tiroit sa véritable cause d'un abcès formé dans le cerveau qui suppurant par l'oreille y mettroit la gangrène (2). »

---

(1) Extrait de l'*Histoire de la Maison de Lorraine*, par Larcourt.
(2) Varillas, *Histoire de François II*.

« Quant à la maladie du Roy, combien que quelque humeur fort puante fust distillée de son aureille, qu'il eust esté purgé et ventosé et que cette descente fust retenue par fomentations : toutesfois la fiebvre ne laissa de lui redoubler avec grandes douleurs, inquiétudes et resveries, qui firent que les médecins désespérés de sa santé, le duc de Guise leur disoit mille injures et s'enquéroit souvent s'il estoit possible de luy prolonger la vie, voire à un Roy qui estoit en la fleur de son âge (1). »

C'est alors qu'on recourut aux grands moyens : le cardinal de Guise envoya partout des pèlerinages, fit faire des prières à tous les saints et saintes du Paradis, réquisitionna tous les moines et prêtres de Paris pour faire des processions. Le Roi lui-même « fit un vœu solennel aux scaints et scaintes du Paradis, spécialement à Notre-Dame de Cléry, comme ils l'appellent, que s'il leur plaisoit de le guérir, il purgeroit son royaume de tant de meschans hérétiques. »

Si le roi avait guéri, la Saint-Barthélemy aurait eu lieu douze ans plus tôt. Mais la maladie ne céda pas à tant de nobles vœux et de belles prières.

Pendant ce temps, que faisaient les médecins ? Les médecins et les chirurgiens se réunirent, essayèrent quelques petits remèdes anodins,

---

(1) L. Régnier de la Planche.

et voyant que ça ne réussissait pas, ils « mirent en délibération de le trépaner, mais chacun estoit si estonné que l'on n'en conclud rien, en sorte que le dit Seigneur demeura forclos de ce remède qu'on estimoit luy pouvoir servir. Et assueroit on que les dits médecins et chirurgiens n'estoyent espris de moindre frayeur, que celle qu'ils eurent à la mort du feu Roy Henry dernier décédé, d'ou s'ensuyvit un proverbe, qu'il faisoit mauvais estre Roy pour mourir (1). »

Pourquoi les médecins sont-ils restés dans l'inaction ; pourquoi n'ont-ils pas trépané ?

La trépanation a pourtant été connue de tout temps ! Sur les crânes préhistoriques, on trouve des traces certaines de trépanation ; les médecins égyptiens trépanaient ; les grecs après Hippocrate trépanaient comme on dit bonjour, pour une fissure supposée du crâne (absolument comme aujourd'hui certains médecins vous font une ponction

---

(1) L. Régnier de la Planche, *loco citato*.

On sait que pour la mort d'Henri II, les médecins et les chirurgiens se démenèrent énormément, délibérèrent, anatomisèrent, mais ne firent rien pour le malade. « Cinq ou six chirurgiens des plus experts de France firent toute diligence et devoir de profondir la playe, et sondre l'endroict du cerveau où les esquilles du tronsson de la lance pouvoient avoir donné. Mais il ne leur fust possible ; encore que durant quatre jours ils eussent anatomisé quatre testes de criminels que l'on avoit décapitez en la Conciergerie du Palais, et aux prisons du Grand Chastelet ; contre lesquelles testes on coignoit le tronsson par grande force, au pareil costé qu'il estoit entré dedans celle du Roy ; mais en vain. » (Vieilleville, *Mémoires*).

lombaire pour une migraine) ; les arabes ont connu et pratiqué la trépanation. Il est vrai qu'à cette époque, malgré Paracelse et Ambroise Paré, la chirurgie dormait un peu en France ; mais les médecins auraient dû tenter quelque chose plutôt que de courir le risque de mériter les reproches qu'on leur a adressés.

Est-ce à dire qu'ils auraient pu guérir le jeune Roi ? Quelle a été la terminaison de l'otite de François II ?

Le trépan ne pouvait lui être utile qu'au cas de mastoïdite suppurée. Or nous ne croyons pas nous trouver en face d'une mastoïdite (1).

Les écrivains du temps, nous l'avons vu, parlent tous d'un abcès du cerveau. Si François II avait eu une mastoïdite, ils n'auraient pas manqué de citer l'augmentation de volume de l'apophyse, la rougeur, le point douloureux ! — C'est alors

---

(1) Un seul historien moderne, J.-C.-L. Sismonde de Sismondi a écrit dans son *Histoire des Français*, 1834 : « Cependant François II, qui avait toujours été d'une santé faible et maladive, qui était tourmenté par une humeur scrofuleuse et qu'on avait cru déjà une fois atteint d'une fièvre lente, se plaignit le 16 novembre de vives douleurs à la tête. Un abcès s'était formé derrière l'oreille, et ce fut dans l'oreille même et ensuite dans la gorge que se manifesta un écoulement purulent avec gangrène ».

Sismonde de Sismondi ne nous dit pas où il a puisé de semblables renseignements médicaux ; nous n'y attachons donc pas d'importance. Nous restons d'ailleurs étonnés devant cet abcès se déclarant derrière l'oreille, puis gagnant l'intérieur de l'oreille, puis s'écoulant par la gorge...

7

que la trépanation s'imposait. — D'un autre côté, la mort du roi aurait été moins rapide; on vit plus de 15 jours avec une mastoïdite !

Nous croyons plutôt que le malheureux roi a succombé à un des accidents les plus fréquents des suppurations prolongées de l'oreille : une méningite ou un abcès intra-crânien. Le pus, après avoir détruit la fenêtre ovale, a dû passer par les fissures de la face supérieure du rocher, gagner les méninges ; ou, suivant le canal du nerf facial, venir former un abcès en pleine substance cérébrale.

Et tous les auteurs modernes s'unissent pour dire que la thérapeutique est impuissante contre ces accidents, qui peuvent parfois être foudroyants.

Le jeune roi était donc bien perdu lorsque la crise a été déclarée; mais nous pouvons affirmer (que les mânes de nos confrères d'alors nous pardonnent !) que de nos jours, François II aurait eu bien des chances de vivre et de guérir de son affection. Un traitement sagement appliqué dès le début de l'otorrhée aurait presque certainement fait rétrograder et même disparaître toute inflammation.

Le 5 décembre, à midi, on croyait le roi mort ; il ne rendit l'âme qu'à cinq heures du soir à l'âge de 17 ans dix mois après une maladie de 17 jours.

La mort avait été si imprévue et si rapide que sa mère et ses oncles, trop occupés d'arranger les affaires du royaume et... surtout les leurs, ne songèrent même pas à ses funérailles : deux serviteurs, de la Brosse et de Laussac, et un seul prélat aveugle, l'évêque de Senlis, l'accompagnèrent à Saint-Denis et le descendirent dans le tombeau de son père : « Il s'est fait un grand bruit, et de ces derniers courriers qui sont venus de don Juan Maurique que l'enterrement de feu roi s'aitoit faict aveque ungue petite bougie ; qui est trouvé bien estrange (1) ».

Son frère Charles IX répara ce tort en lui faisant un an après des funérailles magnifiques.

---

(1) Lettre de Madame de Clermont à la Reine mère, le deuxième jour de Carême.

La petite-vérole

d'Elisabeth de France

reine d'Espagne

LA PETITE-VÉROLE
D'ÉLISABETH DE FRANCE
REINE D'ESPAGNE

'ESCRIS icy de la reyne d'Espaigne, Elizabeth de France, et vraye fille de France en tout, belle, sage, vertueuse, spirituelle et bonne, s'il en fut oncques ; et croy que, depuis la saincte Elizabeth, oncques aucune n'a porté ce nom, qui l'ait surpassée ou toutes sortes de vertus et perfections, encor que ce beau nom d'Elizabeth soit esté fatal en bonté, vertu, saincteté, et perfection à celles qui l'ont porté, comme plusieurs ont cru (1) ».

Nous allons faire comme Brantôme, nous allons nous aussi nous occuper un peu d'Elizabeth ; nous allons plonger un regard indiscret dans l'histoire de sa vie. Seulement nous n'envi-

---

(1) Brantôme, *La vie des dames illustres*. Discours IV.

sagerons surtout qu'un événement de l'existence
de cette infortunée princesse, une maladie qu'elle
contracta dès son arrivée en Espagne, la petite
vérole.

Mais d'abord, faisons un peu d'histoire.

Elizabeth était le second enfant de Catherine de Médicis et d'Henri II. François II, l'aîné,
était né en 1543 ; Elizabeth vit le jour : « le ven-
dredy 2 d'apvril 1545, au dict Fontainebleau,
entre onze heures et douze heures du soir... Ses
parrains le roy Henri d'Angleterre, et sa mar-
raine la royne Léonor et Madame la princesse de
Navarre (*sic*) (1) ».

Promise en mariage une première fois au
fils aîné d'Henri VIII roi d'Angleterre, elle vit son
fiancé mourir avant le mariage. Puis, après la
paix de Cateau-Cambrésis, elle fut fiancée à Don
Carlos, prince d'Espagne, fils de Philippe II. Don
Carlos, quoique réchétif et boiteux, était du même
âge qu'Elisabeth, et les choses avaient l'air de suivre un train normal, quand le « roy d'Espaigne son
père, venant a estre veuf par le trépas de la reyne
d'Angleterre sa femme et sa cousine germaine,
ayant veu le pourtraict de Madame Elizabeth, et
la trouvant fort belle et fort à son gré, en coupa
l'herbe soubs le pied à son fils, et la prit pour
luy, commençant ceste charité à soy même. »

---

(1) Note de Claude de l'Aubespine, frère de Sébastien de l'Aubespine, évêque de Limoges.

Elisabeth fut en effet d'une grande beauté : « Son visage estoit beau, et ses cheveux et ses yeux noirs, qui adombroient son teint et le rendoient si attirant, que j'ay ouy dire en Espaigne que les seigneurs ne l'osoient regarder de peur d'en estre espris, et en causer jalousie au roy son mary et par conséquent eux courir fortune de la vie. Les gens d'église en faisoient tout de mesmes de peur de tentation, ne connoissans assez de forces et commandement à leur chair pour l'engarder d'en estre tentée... Sa taille estoit très belle, et plus grande que celle de toutes ses sœurs... ; et ceste taille, elle l'accompagnoit d'un port, d'une majesté, d'un geste, d'un marcher et d'une grâce entremeslée de l'espaignolle et de la françoise en gravité et en douceur (1). »

La candidature du fils de Charles-Quint fut immédiatement agréée, et le 22 juin, en l'église Notre-Dame, eut lieu « la célébration de mariage de Madame Élisabeth, première fille du roi, et du roy catholique Philippe II, roi d'Espagne, en vertu de la procuration passée au duc d'Albe. »

Philippe II avait alors trente-deux ans, sa jeune femme n'en avait que quatorze.

On fit à l'occasion de ce mariage des fêtes splendides, des festins, des bals, des tournois ; ces fêtes coûtèrent la vie à Henri II, et 24142 livres 6 sols au trésor, soit 250.000 francs de notre monnaie.

---

(1) Brantôme, *Elizabeth de France*. Discours IV.

Dans les premiers jours de décembre, la jeune reine d'Espagne partit rejoindre son mari. François II et Catherine de Médicis l'accompagnè-rent jusqu'à Châtellerault et Poitiers, la quittèrent avec bien des larmes et la confièrent, pour la conduire en Espagne, au roi de Navarre, Antoine de Bourbon, assisté de son frère le cardinal de Bourbon, du prince de la Roche-sur-Yon et de Sébastien de l'Aubespine, évêque de Limoges.

La jeune reine avait avec elle une nombreuse suite de dames, deux médecins, Burgensis et Maître Vincent de Montguyon, un chirurgien Maximilien Dunoir, et un apothicaire Jacques Bobuffe. Elle emmenait en outre une quantité colossale de bagages dont voici quelques échantillons :

Deux accoutremens de pierreryes.

Six robbes de toille d'or frizé et six cottes.

Deux robbes de broderye et deux cottes.

Quatre robbes de toille d'or et de toille d'argent plaine, et quatre cottes.

Une robbe de velours cramoisy avec du passement d'argent large, et une cotte de mêsme.

Une robbe de satin blanc avec du passement d'or, et une cotte de mesme.

Une robbe de velours noir avec du passement d'or et d'argent, la cotte de mesme.

Une robbe de damas blanc avec du passement d'argent, une cotte de mesme.

Une robbe de satin cramoisy avec du passement d'or et d'argent et une cotte de mesme.

Une robbe de damas cramoisy avec du passement d'or et d'argent et une cotte de mesme.

Une robbe de satin jaune-paille avec du passement d'argent, la cotte de mesme.

Une robbe de satin blanc avec de l'or et l'argent et une cotte de mesme.

Une robbe de satin violet avec du passement d'or et d'argent, la cotte de mesme.

Une robbe de damas gris avec de l'or et la cotte de satin gris avec de l'or.

Des cottes sans or et sans argent, de satin cramoisy, de satin blanc, de satin jaune doré, de satin jaune-paille, de damas blanc, de satin columbien, de velours cramoisy, de haute couleur, de velours jaulne paille, de velours jaulne doré, de velours violet, de velours noir, de satin noir.

Un manteau à la royale, ung bord de broderie d'un pied, une cotte de dessous de drap d'or, corps et manches.

Un manteau de nuit, de toile d'argent plaine, fourrée de loups cerviers.

Une vasquine de satin jaulne doré passementée, toute d'argent avec le corps et les manches.

Une jupe fourrée de satin jaulne doré, avec du passement d'argent à l'entour.

. . . .

. . . .

Le linge, tant pour sa personne que pour sa maison.

. . . .

Un tappis de velours violet avec ung passement et une frange d'or à l'entour, pour sa table de nuict.

Un coffret de nuict de velours violet, aux quatre coings accoustré d'argent doré avec l'ense au milieu doré.

Ung mirouer accoustré d'or, le vallet (le manche) pour le tenir de mesme.

Une poche de velours violet à mectre ses peignes, avec du passement d'or à l'entour ; des petites époussettes, le manche de velours violet accoustré et doré pour nettoyer ses peignes.

Des vergettes pour nettoyer ses besongnes de velours, le manche de velours violet accoustré d'or.

. . . .

. . . .

Ung lict de velours violet avec des passemens d'or et le daiz de mesmes, douze linceux, douze chemises de nuict ouvrées, et une douzaine de rouailles ouvreez d'or et d'argent, et une douzaine de souilles d'oreillez ouvreez d'or et d'argent, et de la toille de Hollande pour faire le démourant du linge qui luy est nécessaire, la quantité que l'on monstrera en estre besoing.

Ung petit lict avec un pavillon de damas violet, frangé d'or, pour celle qui couchera en sa chambre, une paillasse pour ses femmes de chambre, avec ung pavillon de camelot violet, frangé de soye violette.

. . . .

Ung bassin pour se laver les mains et une esguierre, le tout doré.

Une coupe dorée, ung essay doré.

Ung petit bassin doré pour laver la bouche.

Ung vasc doré pour jetter la lessive sur la teste.

Une petite cuvette à mectre le mortier (bougie pour la nuit) qui soit dorée.

Une petite chaufferette dorée de la façon qu'on montrera.

Une buye dorée et deux petits flacons dorez.

Une bassinoire d'argent.

Ung bassin à laver la teste.

Une cuvette à laver les jambes.

Ung grand coquemart et un petit.

Un pot à pisser.

Ung petite cuvette a mectre la chandelle.

Ung bassin pour son bourlet et ung pour sa chaize percée (1).

*
* *

Elisabeth fut reçue en Espagne par un peuple enthousiaste et au milieu de fêtes magni-

---

(1) Mémoires. — Journaux du duc de Guyse.

fiques. Malheureusement, elle venait de faire à travers le midi de la France et les Pyrénées un voyage de plus d'un mois par la pluie et la neige et avec un froid terrible. Aussi tomba-t-elle malade, au milieu des réjouissances qu'on donnait en son honneur, d'une attaque frustre de petite vérole :

« Les fêtes furent interrompues par la petite vérole qui survint à la reine ; mais on reconnut bientôt qu'elle était peu dangereuse et on cessa à la Cour d'en être alarmé (1). »

Nous connaissons le détail exact de cette première atteinte par une lettre de l'évêque de Limoges, Sébastien de l'Aubespine, au roi François II (2). »

« De Coledo, XXVIII février 1559 (3).

» ...Depuis ce temps, la royne avait esté en fort bonne santé, commençant à donner ordre à ses états jusques a dimanche dernier XVIII que je la vis en sa chambre enfermée avec les dames, qu'elle faisoit danser les unes après les aultres, elle-même dansa deux ou trois fois, estant bien disposte et gaillarde qu'il estoit possible, si ce n'est

---

(1) J. de Ferreras, *Histoire générale de l'Espagne*, t. IX, p. 415.

(2) Cette lettre et les suivantes ont été prises dans *Négociations, lettres et pièces relatives au règne de François II*, par Louis Paris. (Collection des documents inédits).

(3) En réalité, c'est le 23 février 1560. Mais l'année ne commençait alors que le samedi saint.

que les serviteurs la trouvoient fort en couleur.
La nuit, estant le roy couché avec elle, elle sentit
quelque petite inquiétude, et le matin chaleur se
démonstrant le long de son estomach et dedans
la teste quelques pustules, comme d'ébulissions de
sang ou petite vérolle : de sorte que les deux médecins premiers du roy avec les siens advisèrent de
la saigner, comme elle fut le soir, le roy son
mari ayant esté longtemps avec elle et osté la
peur qu'elle en avoit, ce qu'elle supporta vertueu-
sement et avec bien peu de défaillance. Depuis sa
chaleur diminua et passa ceste seconde nuit en
aussi bon repos que en plaine santé. Et le XXI
ayant esté plus de deux heures à deviser avec Sa
Majesté, elle estoit en son naturel, m'ayant mons-
tré deux dites pustules qu'elle avoit au visage le
long des cheveux et beaucoup à la teste, qui déjà
commençaient à s'esteindre ainsi que celle du
corps, comme Vostre Majesté pourra mieux entendre par les lettres de Madame de Clermont
et de ses deux médecins cy encloses. »

Eh bien, malgré les lettres des deux médecins jointes à la sienne, le brave évêque de
Limoges ne peut s'empêcher de faire un peu de
médecine. Il tient à faire de la physiologie, à donner en la circonstance son avis au roi, dans le cas
où les médecins seraient d'une opinion contraire :

« Procédant tout cela, oultre qu'elle est
assez sanguine, de la chaleur du pays et de ceste
mutation d'air ; estant celui de ce pays comme les

viandes, fort subtil et aigu, et tellement que peu d'étrangers eschappent telles maladies, même sur ce printemps qui poinct et se montre fort par deça... Ancuns dient que c'est espèce de petite-vérolle ; quant à moy ayant ouy sa mère nourrice qui dist avoir souvent veu sur elle telles ébulissions, je n'y veois aultre apparence, car ce qu'il y a eu de pustules n'ont esté en façon que ce soit enflambées, estant son médecin italien de ceste opinion, luy ayant, en tout évènement la saignée faict fort grand bien, parce que déjà elle a encore saignée du nez, qui monstre bien replection. »

Enfin, ce ne fut cette fois qu'une fausse alerte, une indisposition d'une huitaine de jours dont Elisabeth se remit vivement,... grâce certainement à sa saignée et aux cinq médecins qui l'entouraient.

Bref, le 1er mars, Sébastien de l'Aubespine et M. de Laussac peuvent écrire à Catherine de Médicis que sa fille est absolument guérie. Le 5 mars, Laussac récrit pour annoncer que les boutons de petite vérole ont complètement disparu.

* *

Pendant quelques mois, la jeune Elisabeth fut tranquille, et c'est durant cette période de santé que nous allons voir tout le monde s'agiter autour d'une espérance — bien problématique — de grossesse.

Au mois d'août 1560, Claude de... — ici un nom absolument illisible dans le manuscrit — (nous verrons d'ailleurs que souvent cette pauvre dame écrit malheureusement d'une façon illisible), écrit à la Reine mère que sa fille et son gendre sont en excellente santé ; elle ajoute même : « Je espère que Dieu nous fera la grâce que dans dix mois elle aura un enfant, où elle le pora passer avec plus grand plaisir, *veu que ses besognes lui sont venues depuis ici fort bien* ; ce qu'il n'avoit point encore faict, et n'ont passé le terme que trois jours. »

Ce n'est là qu'une espérance ; mais bientôt une vieille centenaire promet une grossesse prochaine à la reine. Alors tout le monde espère tant, cette grossesse est tellement une idée fixe, que l'espérance va bientôt devenir pour tous une certitude.

Le 26 septembre, l'évêque de Limoges écrit à François II : « La reine a été souffrante mais les medecins croient que c'est une maladie de neuf mois. »

Comme ils se trompaient ces médecins (et ils étaient cinq !). Leur diagnostic était singulièrement prématuré.

La jeune Elisabeth n'avait pas quinze ans, et n'était mariée pratiquement que depuis huit mois. Sans compter que, si nous en croyons une lettre de Mme Claude à la Reine mère — écrite pourtant 3 mois plus tard — le 1er janvier suivant

les rapports entre les deux époux n'avaient pas dû
encore être très fréquents pour cause de dispro-
portion génitale : « ... et dormit tote la nuict, avec
le roi son mari, qui n'i faut jamés, sans grande
ocasion. Il n'i a pas longtemps que une personne
qui peu conestre une partie de ses condisions,
m'assura *qu'il l'aime le plus qu'il é possible, mes
qu'il é de complesion qu'il... sa puissance... lui...
et l'importuner. La reine ne put prendre son chemin, encore qu'ele le vodroit pour seste...* si esse
qu'elle ne refuse de lui parler pour tous seux qui
l'en supplient. »

Le voilà bien le malheur que nous dé-
plorions tout à l'heure : cette pauvre dame Claude
écrit tellement mal que dans le manuscrit les mots
sont absolument illisibles. C'est réellement dommage ; car au lieu de n'avoir que des doutes, nous
aurions eu des renseignements singulièrement in-
téressants sur l'anatomie de Philippe II.

Quoi qu'il en soit, Catherine de Médicis
fut beaucoup plus clairvoyante que les médecins.
Courrier par courrier, elle répondit à Sébastien de
l'Aubespine qu'elle avait de forts doutes sur cette
prétendue grossesse :

« 5 octobre 1560.

» Monsieur de Limoges,

» J'ay reçu votre lettre par laquelle vous
mandez l'espérance que l'on a que la royne ma

fille soit grosse. J'ay grand peur qn'il n'en soit rien et en mande bien au long mon opinion à Madame de Clermont, laquelle vous verrez ; et vous prie de dire au roy, monsieur mon beau-fils, que pour l'envie qu'il a de la voir grosse, qu'il ne laisse pour cela de commander aux médecins qu'ils ne la tiennent pas tant dans le lict, car si elle ne l'est point, j'aurais peur que cela la gardast et empeschast nature de faire ce qu'elle doibt ; aussy si elle l'estoyt, de fortunes, elle n'en sera que plus sayne et son enfant s'en portera mieulx quant elle fera ung peu d'exercice, pourveu qu'il ne soit viollent et qu'elle n'en aille en coche ny a cheval... ; mais j'aurois plustost peur, voyant ce que le médecin m'en mande que ce feust quelque répletion d'humeurs qui luy baille ce mal au cœur ».

Ne croirait-on pas entendre parler un médecin ? Catherine aurait pu donner des leçons à bien des docteurs de son temps.

Hélas ! cette belle grossesse s'en alla comme elle était venue, comme un rêve. Un mois après, tout espoir était dissipé, et Catherine, rassurée, put écrire, le 7 novembre 1560, à Mme de Clermont :

« Ma cousine, j'ai reçu votre lettre et ay esté bien ayse de voyr que la royne ma fille se porte bien. Je vous prie de lui dire de par moy qu'elle continue toujours son exercice, *et me mande inconjinent que ses besangnes luy sont venus*. »

Elisabeth ne devait être réellement enceinte qu'en 1566.

*****

Soit que la petite atteinte subie par la jeune reine en arrivant en Espagne n'ait pas été de la petite vérole, soit qu'elle n'ait pas été assez forte pour la vacciner, Elisabeth retombe brusquement malade.

Cette fois la petite vérole se déclare franchement ; la malade a pendant plusieurs jours une très forte fièvre, et est couverte de pustules. Catherine de Médicis inquiète, écrit lettres sur lettres, et ce n'est qu'en janvier 1561 que la pauvre reine d'Espagne entre en convalescence et peut répondre à sa mère :

« ..... Aussy esge veu les lettres que vous escrivés à Madame de Clermont, où vous lui commandés que de XX jours, je ne presne l'esr, se que je ne faudrés à faire, encores que je croy que quand je le prendrais plus tôst, il ne me feroit point de mal ; mais pour le commandement que vous m'an faites, je n'y faudrés point, et encores que le roy mon seigneur soit à Tolède, lequel se dit estre si seul, qui désire que je sois de retour : cet fait bien office de bon mary ; car tant comme j'ai eu la fièvre, il n'a jamais bougé d'issy, et ne l'a-on jamais ceu engarder qu'il ne vint voir tous les jours. Et depuis qu'il est a Tolède, est venu

trois fois. Je vous dirés que je suis la plus heureuse fame du monde, et ne tiens cet heur que
de vous (1). »

Maintenant le danger est conjuré, on n'a
plus aucune crainte sur la vie de la reine, mais il
reste a faire disparaître les traces de la maladie.
A ce sujet Mme de Clermont écrit à la Reine mère
le 12 janvier 1561 :

« Madame, depuis mardi que je vous es-
crivis bien au lons le disquours de la maladie de
la raine votre fille, elle est toujours allée de mieus
en mieus, et, quant à la fièvre, elle n'an a point,
et tout son mal pour saite heure n'est que l'an-
nui de sa vérolle, qu'elle a an si grande abondance qu'elle ne peut davantage; mais je m'assure que n'y parestera point, car an se lieu ils
tiennent pour seur que seus qui n'y font rien,
que de l'eau et du sel, qu'il n'y parest point,
comme je l'avons veu par expérience de plusieurs, et ne ferons rien à la reine que sella : et
s'il luy demeuret des fousses, ils disent que la
meilleure chosse du monde est du baume *nalures* (sic) de quoy il n'y a point en se païs, et me
fait vous supplier, madame, nous an envoyer le
plus taut que vous pourés, et le plus. Au plus

____

(1) Voici, en passant, ce qui dément singulièrement
tout ce qu'on a dit de l'aversion d'Elisabeth pour son mari
et de la cruauté de Philippe II pour sa jeune femme. On
pourra se rendre compte dans les lettres suivantes de la parfaite entente des deux époux.

tart il le fauderait issi dans XX ou XXV jours, que j'espère qu'il n'y parestera plus rien. »

Pendant ce temps, Philippe II est à Tolède ; sa femme est a Masetambros. Il s'ennuie tout seul et, dès qu'il croit Elisabeth capable de faire le voyage, il la prie de venir le rejoindre. La jeune reine lui obéit avec plaisir ; cette imprudence faillit lui couter cher. Voilà comme Madame de Clermont narre l'événement à Catherine de Médicis :

« Madame, deux jours après que je vous eu escrit, la raine votre fille partit de Masetambros pour venir à Tollède, comme le roy luy avait commandé, et alla en ungue coche avecque la princesse, se portant le mieux du monde. A son arrivée le roi la vint voir en sa chambre, estant bien ese de sa venue. Elle s'estoit desja desacoutumée de se coucher, et ne bougeat de debout, par le conseil de ses maidesins, pour ce que le lict la guarde d'aller à ses affaires. Deux jours après il luy prit ung assés de fièvre, qui lui prit sur les neuf eures du matin, et lui dura jusques à sinc eures du soir ; mès elle ne fuct guère forte. Le lendemain elle se porta bien, qui estoit veille de la Notre-Daime. Le jour il furent tous d'avis qu'elle se confesât et reseut Notre-Seigneur, se qu'elle fict, et incontinent la fièvre la prist, qui lui dura plus que l'autre : et sur les sait à huit eures, il lui prit un fort grant mal de test et de cœur, et voumist de par trois fois bien deux plains basins de fleumes, qui nous fict juger qu'ele ne seroit plus malade, et que sela seul en estoit cause, comme nous l'avons congneu par espériance ; car depuis elle s'est portée le mieus du monde. Je vous assure madame, que quant elle est saine, son visage le montret bien ; aussi, quant elle a mal, il montret bien l'amitié qu'il lui portet pour le déplaisir qu'il en resoit. »

On appliqua toutes sortes de choses sur la figure d'Elisabeth pour y effacer les traces de la maladie. D'après Brantôme, le meilleur remède fut des « sueurs d'œufs frais, chose bien propre pour cela ». Nous avons vu Mme de Clermont y mettre de l'eau et du sel, demander à Catherine de Médicis du « beaume *nalures* ».

Elle va maintenant lui demander afin de remonter complètement la jeune reine, de la marjolaine, et cela dans une lettre si originale que nous ne pouvons résister à la tentation de la reproduire en entier. Qu'on nous pardonne la trivialité du sujet traité, mais nous croyons qu'on trouvera rarement dans les archives une pièce aussi originale et aussi curieuse :

Mme de Clermont à la Reine mère. Le second jour de carême :

« Madame, la santé de la raine vostre fille est toujours allée de mieus en mieus depuis ne vous avoir escript, pour ce que, deus jours après que vous eûtes la dernière despaiche, l'on

lui fit prendre ungue petite medesine pour l'achever de purger, qui luy a fait un si grand bien que
depuis elle n'a eu mal du monde, et toujours auparavant elle se plaignoit ou de mal de cœur ou de
teste. Il y a desjà sait jours qu'elle ne sait plainte
de rien, et de d'avantier, qui estoit le jour de
quaresme-prenant, elle alla en ung jardin diner,
par l'ordonnance des maidecins, où fut la princesse, sans manger autre chose que se qu'elle a
accoutumée. Mais, pour ce qu'elle avoit pris hier,
il lui vint envie d'aller à ses affaires ; mès, pour
ce qu'il y avoit deux jours qu'elle n'y estoit allée,
il estoit deur, et est pour saite heure plus malesée
d'y aller à l'occasion des clisetaires, qu'elle n'a
accoutumée ; qui lui fist tant de mal à se tant
eforser, sans y pouvoir aller, qui lui fit fort grand
mal au fondement et lui fit fort enfler ; qui me
fait pancer, Madame, que ce sont amorides. Je
lui étuvé de lait et de safran, et fut contrainte là
mesme de lui bailler ung clisetaire, qui lui fit
aller à ses affaires sans mal, et depuis elle s'est
bien portée sans s'en sentir, car devant elle ne se
povat bouger. Les maidesins lui ordonnet, pour
lui tenir le ventre lâche de manger toujours au
commencement du repas, des pruneaux de Tours
que lui a donné Monsieur l'Ambassadeur, qui me
fait vous suplier, Madame, nous en envoier par
tous les courriers. Ils la font baigner (illisible).,...
pour lui venir ses besongnes. Le tans que nous
avions marqué, qui estoit le neuvième du mois,

s'aît passé sans que nous aïons rien veu. Elle a tout son visaige asteure sans croûte, et lui lavions tous les jours de lait d'ânesse, et yer nous commençâmes à lui mettre du baume sur le nés, où elle a quelques fousses. Mès j'espère qu'ils se raconteront aveques se baume. Quant au demeurant du visaige, il ni paraissera point, et se qu'il les fait parestre là est que, quand elle avoit la vérolle, elle estoit enrumée et se mouchoit tant que cela les lui escarbouillai. Elle se portet beaucoup mieus de cette migraine qu'elle ne soulloit ; mès j'avons bien faute de graine de marjolaine, qui me fait vous suplier m'an anvoier par le premier courier, car le tans de la semer se passe issi ; il n'est plus possible d'en trouver. — Le roi n'est encore venu coucher avecque elle, de quoi je suis bien esse, parce qu'elle n'est point encore bien naite. »

Enfin quelques jours après Élisabeth est complètement guérie ; elle commence à sortir ; ses taches disparaissent rapidement.

« Madame, écrit-elle à sa mère, je ne veux laisser partir se porteur sens vous dire comme je sortis hier dehors et me treuvé beaucoup mieux que je n'ay point encores faict depuis ma petite vérolle ; je me commenseres à se soir à mettre du baume sur le nés, où j'ay quelques fosses ; mais je n'en ai point au demeurant du visage. Les taches sont encores bien rouges, et n'ai fais rien, sinon du lest d'ânesse qui m'y fait fort grand bien..... Vous dirès je Madame que sy se n'estoit la bonne compaignie où je suis en se lieu, et l'heur que j'ai de voir tous les jours le roy mon seigneur, je trouverois se lieu l'un des plus fâcheux du monde. Mais je vous assure, Madame, que j'ay un si bon mari et suis si heureuse, que quand il seroit cent fois davantage, je ne m'y fâcherois point. »

Grâce aux œufs, au lait d'ânesse, au baume et la marjolaine, la jeune reine d'Espagne sortit indemne de ce mauvais pas, et Brantôme quelques années plus tard, après un voyage auprès d'elle, put écrire qu'il n'y paraissait absolument rien.

* * *

Qu'on nous permette maintenant de dire quelques mots sur les dernières années de cette princesse. Non pas que nous voulions essayer d'éclaircir le mystère qui règne et régnera probablement toujours sur la liaison d'Élisabeth et de Don Carlos.

Élisabeth a-t-elle eu pour son beau fils une passion profonde et plus excusable que celle de Phèdre pour Hippolyte? A-t-elle été réellement l'héroïne du drame de Schiller? On ne peut avoir sur ce sujet que des opinions presque personnelles et basées sur de simples probabilités. Il est vrai que, bien souvent, les probabilités valent une certitude.

C'est ainsi que nous pouvons presque certifier ceci : Elisabeth n'a pas été empoisonnée par Philippe II. Si grande que put être la jalousie du roi d'Espagne pour sa femme, Philippe n'avait pas besoin de se donner la peine de faire disparaître l'infidèle.

Comme ses frères et sœurs, Elisabeth ne devait pas « faire de vieux os ». Minée par la phtisie, elle était condamnée depuis longtemps par ses médecins (1).

C'est ainsi qu'en 1563 Elisabeth fit une maladie très sérieuse, qui mit ses jours en danger (probablement une poussée aiguë de tuberculose), et sur laquelle nous n'avons malheureusement presque pas de renseignements.

Personne n'en parle ou n'ose en parler. « La roine dona Elisabeth eut une fièvre maline et fut en grand danger, mais s'étant recommandée à saint Duègne d'Alcola, elle guérit heureusement. » C'est tout ce que nous en dit Ferrerras.

Le toujours anecdotique Brantôme a, bien entendu, une petite histoire à nous raconter là-dessus.

« Un an avant qu'elle vint en France, à Bayonne, elle tomba malade en telle extrémité, qu'elle fut abandonnée des médecins. Sur quoy il eut un certain petit médecin italien, qui pourtant

---

(1) Voir Cabanès et Nass : *Poisons et sortilèges.* Deuxième série, page 13.

n'avoit grande vogue à la Cour, qui, se présentant au roy, dit que, si on le voulait laisser faire, il la guériroit, ce que le roy lui permit : aussy estoit-elle morte. Il l'entreprend et luy donne une médecine qu'après l'avoir prise on luy vit tout à coup monter miraculeusement la couleur au visage et reprendre son parler, et puis après sa convalescence. »

Il est malheureux que cette cure merveilleuse ne soit pas venue jusqu'à nous ; mais tout le monde y attachait si peu d'importance que Brantôme ajoute sincèrement que toutes les prières, processions, jeûnes, etc. que l'on fit en France et en Espagne « furent plustot cause de la guérison de ceste princesse, que non pas l'œuvre du médecin. »

En 1566, Elisabeth mit au monde une fille ; et le 3 octobre 1568, étant enceinte, elle mourut âgée de 23 ans, suivant de quelques mois la fin tragique de Don Carlos.

Philippe II, on le voit, n'a été pour rien dans cette mort.

Comme épilogue de ce drame royal, nous nous contenterons de citer un passage de De Thou : « Il est néanmoins facile de se convaincre du contraire, par la grande et sincère douleur que la mort causa tant à la Cour que dans toute l'Espagne. Le roi la pleura comme une femme qu'il aimoit tendrement (1). »

---

(1) De Thou, *Histoire*. Livre XIII, page 437.

. . . .

« Elle fit une fort belle fin, et d'un courage fort constant, abandonnant le monde et désirant fort l'autre. »

Une visite
à la « Cour des Miracles »

UNE VISITE
A LA « COUR DES MIRACLES »

OUT le monde a lu « Notre-Dame de Paris » ; tout le monde connaît la description que Victor Hugo a donnée de la « Cour des Miracles », page admirable qu'on pourrait croire écrite sous l'impulsion d'un cauchemar. Victor Hugo n'a pourtant rien exagéré, il a suivi mot à mot la vérité historique, il s'est appuyé sur des textes absolument autenthiques ; il n'a fait que mettre des noms à ses personnages.

Il nous a paru intéressant de « faire un tour » dans la « Cour des Miracles », d'aller visiter le *grand Coësre, ses cagoux* et ses *archisupots de l'argot*, et de les « interviewer » comme on interviewerait des chefs de service d'une grande clinique ou d'un sanatorium. Nous avons visité leur royaume comme on visite aujourd'hui un de nos hôpitaux

« modern style », et voici les renseignements hygiéniques et médicaux que nous en avons rapportés.

Bien entendu, nous avons choisi comme sujet d'études la « Cour des Miracles », la mieux achalandée, la mieux administrée — ce que nous pourrions appeler la capitale du royaume des Gueux — celle de la rue Neuve-Saint-Sauveur, entre les culs-de-sac de l'Etoile, la rue Damiette et la rue des Forges.

« Elle consiste en une place d'une grandeur très considérable et un très grand cul-de-sac puant, boueux, irrégulier, qui n'est point pavé. Autrefois il confinait aux dernières extrémités de Paris. A présent (commencement du règne de Louis XIV) il est situé dans l'un des quartiers des plus mal bâtis, des plus sales et des plus reculés de la ville, entre la rue Montorgueil, le couvent des Filles-Dieu, et la rue Neuve-Saint-Sauveur, comme dans un autre monde. Pour y venir il se faut souvent égarer dans de petites rues vilaines, puantes, détournées ; pour y entrer, il faut descendre une assez longue pente, tortue, raboteuse, inégale. J'y ai vu une maison de boue à demi enterrée, toute chancelante, de vieillesse et de pourriture, qui n'a pas quatre toises en carré, et ou logent néanmoins plus de cinquante ménages chargés d'une infinité de petits enfants légitimes, naturels ou dérobés. On m'a assuré que dans ce petit logis et dans les autres habitaient plus de

500 grosses familles entassées les unes sur les autres. Quelque grande que soit cette cour, elle l'était autrefois beaucoup davantage. De toutes parts elle était environnée de logis bas, enfoncés, obscurs, difformes, faits de terre et de boue et tous pleins de mauvais pauvres. » (Sauval, *His-toire et antiquités de Paris*, tome I).

Quel dommage que le pittoresque ne puisse pas aller de front avec l'hygiène ! Quel spectacle intéressant et curieux pour les étrangers visitant Paris ! Quelle source de fortune pour un impressario louant la « Cour des Miracles » ! Mais non : il a fallu abattre tout cela, percer des rues, construire des maisons de rapport ! Ah ! hygiène, que de crimes on commet en ton nom !

Dans ce palais digne des Mille et une nuits, la vie se passe calme et douce, aimable et libre. Chacun fait ce qu'il veut, vit comme il veut, couche où il veut. Une seule chose est de règle : la saleté. « Tout le monde doit être sale la même chose. »

Les liens de la famille sont ignorés et n'imposent pas leur contrainte gênante. Ni bap-tême, ni mariage, ni sacrement ; chacun choisit momentanément sa « chacune », et les enfants pullulent comme des mouches. (Moyen à signaler aux membres de la Ligue pour la repopulation).

Et pour bénir tout cela, là bas, au fond de la cour, dans une niche, une grande statue de Dieu — dérobée dans une église — contemple quelques femmes agenouillées en prière. (Où diable la religion vient-elle se fourrer ?).

Mais si, dans cet heureux royaume, on est libre de vivre comme on veut, il y a une chose pour laquelle tout le monde obéit sans murmures au roi le grand Coësre et a ses officiers ; c'est pour gagner de l'argent. (Quand nous disons gagner, c'est une façon de parler).

Et pour cela deux moyens sont en présence : le vol et la mendicité.

Laissons passer les voleurs : *les narquois*, avec leur épée au côté, simulant des soldats libérés ; *les millards* avec leurs grands bissacs, *les courtaux de boulange*, *les marpauts* avec leurs dames, *les capons*, les *polissons*. Ils ne nous intéressent nullement, laissons les aller à leur travail.

Sautons également les *mercandiers* et les *rifodés* qui demandent l'aumône et présentent des certificats attestant qu'ils sont des commerçants ayant fait de mauvaises affaires, ou des malheureux dont la foudre a brûlé les récoltes.

Mais arrêtons nous devant les mendiants pathologiques : ils sont le plus grand nombre, classés selon leurs maladies comme les chapitres d'un livre de thérapeutique, et c'est parmi eux que se recrutent les grands, les officiers du roi des Truands, les dignitaires de la couronne.

Tous ou presque tous sont d'anciens étudiants en médecine déclassés ; et c'est ce qui nous explique le savoir avec lequel ils arrivent à singer

toutes les maladies. Ils s'en vont par les rues
contrefaisant les borgnes, les boiteux, les aveu-
gles, les moribonds, avec des hurlements et des
langueurs imaginaires ; escroquant ainsi des aumônes qu'on ne leur ferait pas sans ces superche-
ries.

Ah ! dame, ils ne sont pas plutôt de retour
chez eux qu'ils se dégraissent, se débarbouillent et
deviennent sains et gaillards en un instant et sans
miracle.

Quiconque se présente est reçu, Oh ! l'on
n'arrive pas du premier coup a être jugé digne de
courir les rues, en simili-malade, il faut pour cela
de longues et minutieuses études. Mais en attendant, le grand Coësre fait enseigner par ses Cagoux aux apprentis à accommoder les drogues nécessaires pour contrefaire les ulcères, les blessures
et les autres plaies. Puis, peu a peu, on monte en
grade, on devient membre actif dans cette noble
corporation.

« Pour devenir officier, il faut avoir un
magasin de masques, de haillons, d'emplâtres, de
potences, de bandages et de ces autres épouvan-
tails, de chenevière qui font pitié au peuple et rire
les honnêtes gens. Pour monter sur le trône il faut
avoir été cagou ou archisupot de l'argot, et porter
un bras, une jambe ou une cuisse a demi-rongée
en apparence, de gangrène ou de pourriture,
mais en effet si aisée à guérir qu'en un jour elle
se peut rendre aussi saine que jamais. »

Passons donc en revue ces nombreux acteurs dans leur différents rôles.

Voici d'abord, (honneur au sexe faible), ces dames : ce ne sont pas à proprement parler de fausses malades ; elles ont une affection réelle, mais bien simple et bien physiologique : elles sont enceintes. Et ce ne sont pas de fausses grossesses, ce ne sont pas des oreillers ficelés sous leurs robes, elles sont véritablement enceintes et elles l'ont bien voulu. Que voulez-vous ? c'est une façon comme une autre de gagner de l'argent !

Ça leur coûte même quelquefois très cher pour devenir enceintes ; ces messieurs ne font rien pour rien : « Plusieurs donnaient de l'argent à ceux qui avaient fait des enfants à leurs compagnes, afin d'en avoir comme elles, d'exciter la compassion et d'arracher des aumônes. » Il est vrai que leur fond de commerce n'avait pas besoin d'être renouvelé tous les jours !

Voici maintenant les enfants. On les appelle les orphelins. Ils s'en vont par trois ou quatre dans les rues de Paris et mendient en tremblant. Rien n'attire la pitié comme un bébé déguenillé, et tremblant de froid... ou d'autre chose !

Voici les *Hubins*. Ils ont, ma foi, un certain courage. Ils se font mordre par un chien, puis s'en vont montrant leur morsure ; prouvent, certificat à l'appui, qu'ils sont victimes d'un chien ou d'un loup enragé, et mendient pour se payer le voyage de Saint-Hubert, l'institut pasteur du temps.

Derrière eux, voici les *callots* qui feignent d'être guéris de la teigne et de revenir de Sainte-Reine, où ils ont été miraculeusement soulagés de ce mal.

Puis ce sont les *piètres* : des gens plus délicats et plus intelligents. Ils marchent en s'appuyant sur des béquilles et contrefont les estropiés. Ce n'est pas toujours facile, et il faut une grande patience et une certaine habileté. Quand on contrefait un boiteux pendant une heure, ça va bien ; mais quand cela doit durer une journée, c'est une autre affaire !

Voici maintenant les *francs-miteux* : nous suivons toujours une graduation ascendante et nous montons en grade. Pour être franc-miteux, on doit être un parfait comédien et ne pas craindre la douleur. Ils s'avancent lentement par les rues, un méchant mouchoir sale autour de la tête, et contrefont les malades, appuyés sur un petit bâton haut jusqu'à la portée de la main, fléchissant les jambes et le corps de faiblesse. Puis, avec de fortes ligatures, ils se lient les bras de telle sorte que les artères radiales ne battent plus. Alors ils se laissent tomber dans un endroit ou il y a du monde et restent immobiles, comme évanouis. Les gens s'attroupent ; on les croit sur le point de rendre l'âme ; les médecins et les chirurgiens même, ne sentant plus battre le pouls, s'y trompent. Mais peu à peu le malade revient à lui — oh ! combien faible — et les liards et les doubles pleuvent autour de lui.

Enfin voici venir le dessus du panier, tous officiers du royaume, des gens de valeur et qui ne sont arrivés à leur haute situation que grâce à un travail soutenu et un véritable talent. Ce sont les *malingreux*. Ils se divisent en plusieurs groupes :

Les *Sabouleux*, autrement dit les épileptiques. Dans un endroit où il y a beaucoup de monde, ils glissent un petit morceau de savon dans leur bouche, le font écumer, se mordent la langue pour la faire saigner et tombent à terre en faisant des contorsions. Dame, il ne faut pas craindre de se taper la tête sur le pavé ! L'accès passé, le pseudo-épileptique se relève, la tête couverte de blessures à force de s'être débattu. Mais le métier est bon. Les Sabouleux sont les meilleurs tributaires du grand Coësre.

Ceux qui craignent peut-être encore moins la douleur : ce sont les *hydropiques*. Ils se font souffler absolument comme des outres et... ça doit être bien gênant ! Qu'on en juge plutôt par cette anecdote :

« Il y a quelque temps qu'un de nos bons amis en vit l'expérience en un malingreux qui avec son ventre enflé extraordinairement feignait d'être hydropique et remplissait de hurlements la rue Saint-Honoré. Les doubles pleuvaient en foule dans un méchant chapeau qu'il tenait à la main. Chacun prenait pitié de sa misère ; il n'y est pas même jusqu'à un chirurgien qui charitablement le fit entrer dans sa boutique pour lui donner du soulagement. Mais n'ayant pu découvrir la cause de son mal et se doutant de l'imposture, il s'avisa de lui découvrir un certain endroit et lui ayant ôté un gros tampon qui lui en bouchait l'entrée, il en sortit du vent en si grande quantité que toute la boutique s'en remplit et que l'odeur en infecta le nez du peuple qui touché de compassion avait suivi le malingreux ». (Sauval).

Franchement, ce malheureux ne devait pas être à son aise et il avait bien gagné les quelques sous qu'il avait récoltés.

Et maintenant voulez-vous savoir comment on peut se faire un membre ulcéreux ou gangréneux, suivant le degré que l'on veut atteindre? Voici comment s'y prennent les malingreux de haut grade (1) :

« Ils se lient le plus fortement qu'ils peuvent avec une bande fort étroite ; si c'est une jambe, ils dansent dessus, si c'est un bras ils s'y appuient, et ainsi des autres (?) jusqu'à ce que la partie soit bien enflée. Cela fait, ils la déplient, puis y mettent à l'heure même de l'esclaire (la grande éclaire, *chélidonium majus*) qu'ils y laissent toute la nuit, et qui a la propriété de couvrir la peau de cloches. Le matin, ils les coupent et comme il en sort de l'eau rousse, ils l'arrêtent avec de la poirée, qui la convertit en boue (*la*

---

(1) Aujourd'hui, certains mendiants des campagnes se font des ulcères superficiels avec des feuilles de clématite.

*poirée était une purée de n'importe quel légume :
poireau, choux, épinard*). Après tout, pour rendre ces plaies plus vraies et plus vilaines, ils les entourent de sang de bœuf détrempé avec de la farine et préparé par leurs apprentis. Une jambe en cet état s'appelle une jambe de Dieu ».

Et ce royaume marche à merveille, les sujets sont fidèles, les grands dignitaires honnêtes, l'entente parfaite. Le grand Coësre rend la justice, gratifie ou punit sans que personne réclame ; et lui même peut être détrôné si son administration n'est pas jugé digne par ses sujets.

Malheureusement, Louis XIV n'est pas un bon voisin ; il cherche noise à son cousin le roi des Truands ; c'est l'éternelle dispute du plus fort contre le plus faible. On traque tous les malingreux, on cherche à démolir leur « cour ». Oh ! ce n'est pas sans peine ; ils sont courageux les Truands !

« Quand en 1630, on porta les fossés et les ramparts de la Porte-Saint-Denis au lieu où nous les voyons maintenant, les commissaires députés à la conduite de cette entreprise résolurent de traverser la « Cour des Miracles » d'une rue qui devait monter de la rue Saint-Sauveur à la rue Neuve-Saint-Sauveur ; mais quoi qu'ils pussent faire, il leur fut impossible d'en venir à bout ; les maçons qui commençaient la rue furent battus par les gueux et ces fripons menacèrent de pis les entrepreneurs et les conducteurs de l'ouvrage ». (Sauval).

Bientôt pourtant le droit du plus fort l'emporte ; les gueux sont dispersés, on enferme les moins valides à l'Hôpital général, les forts gaillards sont conduits *manu militari* dans différentes entreprises de grands travaux ; et... trente ans plus tard, s'ils n'ont pas de royaume fixe, ils sont tout aussi nombreux, tout aussi forts, tout aussi unis.

En 1905, nous croyons qu'on peut en dire autant !

La naissance d'un Roi

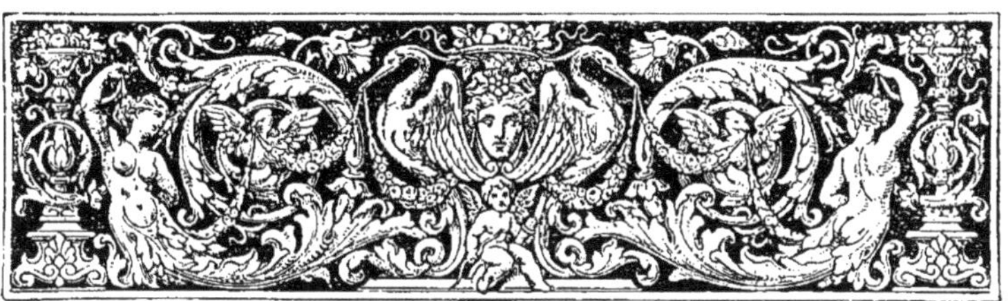

LA NAISSANCE D'UN ROI

E n l'an 1600, le 9 décembre, à Lyon, Henri IV, âgé de 47 ans, épousait Marie de Médicis, âgée de 27 ans. Quinze jours après le mariage, Marie de Médicis était enceinte.

De cette grossesse, nous ne savons pas grand chose, sinon qu'elle se passa bien, et que la Reine eut une bonne santé pendant toute sa durée.

Quant à l'accouchement, nous sommes plus documentés. Nous savons tout ce qui s'est passé avant, pendant et après les couches de la reine, et c'est la sage-femme elle-même qui s'est chargée de nous en instruire.

La sage-femme à qui l'on confia la glorieuse naissance du futur Louis XIII, fut une nommée Louise Bourgeois, dite Boursier, très en vogue alors dans la noble clientèle de Paris. Elle a relaté elle-même tout ce qui a trait à la naissance du dauphin et des autres enfants de Marie de Médicis, dans un petit livre intitulé : « *Récit véritable de la naissance de Messeigneurs et Dames les Enfans de France, avec les particularités qui y ont esté et pouvoient estre remarquées,* par Louyse Bourgeois, dite Boursier, sage-femme de la Reyne-Mère du Roy — à Paris chez Melchior Mondier, en l'Isle du Palais, rue du Harlay, aux deux Vipères Paris 1626 — (1). »

C'est par une circonstance toute fortuite, par un coup de hasard, que cette Louise Bourgeois, dite Boursier, devint l'accoucheuse de Marie de Médicis. La reine devait en effet être accouchée par une Madame Dupuis « qui avait déjà servi Madame la Duchesse et Madame la Marquise de Guercheville. »

Henri IV y tenait ; il connaissait cette Madame Dupuis, il était habitué à la rencontrer çà et là, il l'avait vue à l'œuvre et se fiait entièrement à elle. Peut-être même avait-elle assisté Gabrielle d'Estrées ! Et la reine, bien que cette sage-femme lui déplût énormément, s'était laissée faire. Marie de

____

(1) Louise Boursier avait publié en 1609 et dédié à la Reine, dont elle était la sage-femme depuis huit ans, des « Observations diverses sur la stérilité, perte du fruict, accouchements et maladies des femmes et des enfants nouveauxnais, amplement traitées et heureusement practiquées, par Louise Bourgeois, dite Boursier, sage-femme de la Royne, œuvre utile et nécessaire à toutes personnes... »

Mais nous ne croyons pas, comme M. le docteur Cabanès, que cette Louise Bourgeois soit l'auteur de ce livre trouvé dans la bibliothèque de Louis XV : *Abrégé de l'art des accouchements,* par Mme Le Boursier du Coudray. Paris, Debure 1777, in-8°.

RECIT
VERITABLE
DE LA
NAISSANCE
DE MESSEIGNEVRS
ET DAMES LES ENFANS
de France.

Auec les particularitez qui y ont esté, &
pouuoient estre remarquees.

Par LOVYSE BOVRGEOIS, dite
BOVRSIER, Sage Femme de la
Reyne Mere du Roy.

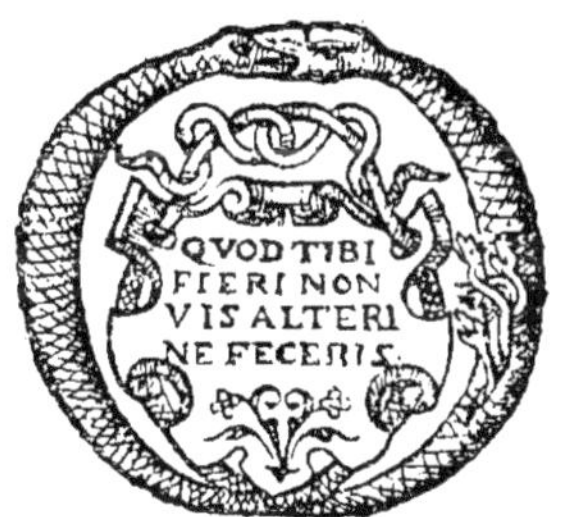

A PARIS,

Chez MELCHIOR MONDIER, en l'Isle
du Palais, ruë de Harlay aux
deux Viperes.

M. DC. XXVI.
AVEC PRIVILEGE DV ROY.

Médicis était encore bien calme et bien placide ! Il est vrai qu'elle n'était que nouvellement mariée !

« Il arriva, nous dit Louise Boursier, que la première femme de Môfieur le Préfident de Thou fut malade dont elle mourut ; elle m'aimoit et cognoffoit dès longtemps, mêfmes m'avait tenu une fille fur les fonds ; après que la confultation de la maladie de Madame de Thou fut faite, elle demanda à Môfieur de Laurens comment il alloit de la fanté de la Royne, illuy dit que fort bien grâces à Dieu, mais qu'ils eftoient en grandpeine Môfieur de la Rivière et luy, touchant la fagefemme que le Roy défirait qui accouchaft la Royne, qu'ils fçavoient que la Royne ne l'avoit nullement agréable, et que néantmoins c'eft la principale pièce de l'accouchement que la fagefemme agrée à la femme qui accouche... »

Aussi, ces messieurs décident-ils de chercher une autre sage-femme et de remercier la vieille Madame Dupuis. Pour cela, M. de la Rivière, premier médecin du roi, s'adresse aux docteurs alors en renom à Paris et demande leur avis, les priant de lui enseigner une jeune et « qui entendit bien « fon eftat. » Les « célébrités » interrogées étaient au nombre de cinq : M. du Laurens, MM. Malescot, Hantin, de la Violette et Ponçon. M. Hantin propose Louise Bourgeois, dite Boursier « difant qu'elle avoit plufieurs fois accouché fa fille, d'accouchements difficiles et en fa préfence. » M. Malescot la propose également. M. de la Violette ne

la connaît pas, mais il en a entendu dire beaucoup
de bien ; M. Ponçon va plus loin, il prétend qu'on
ne pourrait pas mieux choisir. M. du Laurens est
plus prudent, il demande à voir cette sage-femme,
et M. Ponçon s'offre aimablement de l'accompagner chez elle.

« Quand ie vis que fans iamais y avoir
penfé, un tel honneur fe préfentoit à moy, ie cru
que cela venoit de Dieu, lequel dit ; ayde toi et ie
t'ayderay. »

Aussi va-t-elle s'aider, notre brave sage-
femme ! Elle va faire des pieds et des mains pour
arriver à la réalisation de ce rêve entrevu. Elle va
frapper à toutes les portes où elle sait trouver du
« piston » ; elle va chercher partout des recommandations importantes. Par une de ses amies, « elle
fait parler » à Mme de Loménie pour la prier de
glisser un mot en passant à M. de la Rivière, premier médecin du roi « qui logeoit devant fa porte,
ce qu'elle fit de cœur. »

Mais ce moyen un peu... concierge, ne lui
suffit pas ; elle va trouver Mme la duchesse d'Elbœuf,
une de ses anciennes clientes, à qui elle raconte
l'affaire et qui lui promet de l'aider. Le point essen-
tiel est de ne pas fâcher Henri IV qui tient à sa Madame Dupuis. Mme d'Elbœuf envoie présenter Louise
Boursier par un de ses gentilshommes. à Mme de
Nemours, sa tante. Cette noble dame promet à
notre sage-femme que dès qu'elle pourra saisir
l'occasion, elle n'y manquera pas.

Vous croyez que c'est tout ! Vous croyez que Louise Boursier va maintenant dormir sur ses deux oreilles et attendre les événements. Non pas ! Elle apprend que, une ou deux fois par semaine, le roi et la reine vont dîner chez M. de Gondy, sans cérémonie, et avec quelques personnes familières. Or, M. du Hailly, parrain d'une des demoiselles Boursier, vient de se marier, il y a trois mois, avec la jeune fille de M. de Gondy. Vite ! Mme Boursier ne fait qu'un bond chez cette jeune femme et la supplie de la présenter à la Reine, un soir, à table — entre la poire et le fromage —. Cette fois notre sage-femme a été un peu loin, et la jeune madame du Hailly lui fait remarquer « qu'elle eftoit mariée depuis feulement trois mois et que cela ferait treuvé mauvais, qu'elle prit la hardieffe de préfenter une fage-femme à la Royne, au veu et fçeu de tant de dames agées qui avoyèt eu plufieurs enfans. »

Seulement, comme Mme du Hailly connaît beaucoup « la seignora Léonor Conchine », elle ménage une entrevue entre Louise Boursier et la future maréchale d'Ancre. Celle-ci, après une conversation très aimable avec la sage-femme, en parle à la Reine. Marie de Médicis, un instant silencieuse, finit par répondre : « Que veux-tu que ie faffe ? Le » Roy m'en veut donner une qui ne me ploift pas, » mais il faut que ie paffe par là ». Toutefois, elle fait avancer la sage-femme devant elle, la regarde... « le temps d'un *pater* », et s'en va.

Il faut croire pourtant que la première impression a été bonne, car peu de temps après cette entrevue plutôt froide et qui avait désespéré Louise Boursier, Marie de Médicis lui fait dire que « iamais autre qu'elle ne me touchera ».

Le tout, c'est d'avoir l'acquiescement du roy. La reine va s'en charger, et nous allons assister à une petite scène de ménage (oh ! bien anodine !), peut-être le premier nuage qui vint obscurcir un instant le ciel encore bleu de ces deux illustres époux.

« La veille dont le Roy partit, il dit à la Royne ; et bien, ma mie, vous sçavés où ie vois demain, ie retourneray Dieu aydant affés à temps pour vos couches. Vous partirès après moy pour aller à Fontainebleau, vous ne manquerès de rien qui vous foit néceffaire, vous aurès Madame ma fœur, qui eft de la meilleure compagnie du monde... Vous avès Madame la Ducheffe de Nemours, grande Princeffe fuperintendante de voftre maifon, Madame la Marquife de Guerche-Ville voftre Dame d'honneur, Madame Conchine voftre Dame d'atour, Madame de Montglas qui fera gouvernante de l'enfant que Dieu vous donnera, vos femmes de chambre ordinaires... Vous avès Môfieur du Laurens, voftre premier Medecin, le Seigneur Guide, voftre Medecin ordinaire, Madame Dupuis, voftre sage-femme ?... La Royne commença à branler la tefte et dit : la Dupuis, ie ne veux me fervir d'elle ! Le Roy demeura fort eftonné, comment ma mie avès vous attendu mon defpartement pour me dire que vous ne vouliès pas Madame Dupuis, et qui voulès-vous dôc ; ie veux une femme encor affès ienne grande et allégre, qui a accouché Madame d'Elbœuf, laquelle i'ay veuë à l'Hoftel de Gondy. »

Henri IV n'est pas content, il tenait à Mme Dupuis. Il mande auprès de lui M. du Laurens qui lui raconte l'affaire et lui parle de Louise Boursier. Le roi lui dit d'aller chez cette sage-femme, de lui demander les noms d'une douzaine de femmes de qualité qu'elle ait servies et qui en soient contentes. Louise Boursier, fière de sa nombreuse et noble clientèle, cite au Médecin trente noms, — dans le quartier — « dont il y avait Madame Arnault, l'intendante, Madamoifelle Perrot, la confeillère, niepce de Môfieur de Frefne, fecrétaire d'Eftat, Madamoiselle le Meau, femme de l'intendant de Môfieur de Rheims, Madamoifelle de Pouffe-mote, femme d'un fecrétaire du Roy, Madame Freffard... »

Bref, tout s'arrange, et Louise Boursier part avec la Reine pour Fontainebleau, mais sans toutefois avoir été présentée au Roi.

Il nous faut maintenant avouer qu'une fois dans la place la sage-femme tient consciencieusement son rôle ; elle s'acquitte de sa charge avec sincérité ; elle s'efforce de faire honneur à ses bienfaiteurs. Elle ne quitte pas la reine, couche à côté de sa chambre, l'examine tous les matins avant son lever, la suit à la promenade, à la chasse, car Marie de Médicis suit la chasse en litière.

« Ie voyois la Royne fi belle et avec un fi bon teinct, l'œil fi bon que felon les préceptes que tiennent les femmes, ce devoit eftre un fils. »

« Ie redoutois en moy-mefme que la Royne n'euft des coliques en accouchant, à cause que l'on m'avoit dit qu'elle avoit mangé tout une quantité de glace, melons, raifins, alberges et pavis. Ie fupplie fa Majefté de ne plus manger de melons, elle me le promit, pourvueu que l'on ne luy en fervit plus. »

Après un mois d'absence, Henri IV arrive à Fontainebleau, et le lendemain matin, au lever de la reine, on lui présente la sage-femme. Le cœur de Louise Boursier battait à se rompre, tant elle avait peur de ne pas plaire au roi ; mais il faut croire qu'elle n'était pas mal, car aussitôt Henri IV, fidéle à ses traditions, se met carrément à lui faire la cour : « Le Roy arriva qui demanda à la Royne, ma mie, eft cecy voftre fage-femme ? Elle dit qu'ouy, le Roy me voulât gratifier, ma mie, ie croy qu'elle vous fervira bien, elle m'a bonne mine ; ie n'en doute point, ce dit la Royne. Mademoifelle de la Renoüillère dit au Roy, la Royne l'achoifie ; ouy dit la Royne, ie l'ay choifie et diroy que ie ne me trompay iamais eu chose que i'aye choifie... Le Roy me dit, ma mie, il faut bien faire, c'eft une chose de grande importance que vous avès à manier : ie lui dis, i'efpère, Sire, que Dieu m'en fera la grâce ; ie te croy, dit le Roy, et s'approchât de moy, me dit tout plein de mots de gaufferie, à quoy ie ne luy fis aucune refponce ; il me toucha fur les mains, me difant, vous ne me repódez rien ! le luy dis : ie ne doute nullement de tout ce que vous me dites, Sire. C'eftoit qu'eftant en couches de Madame la Ducheffe, Madame Dupuis vivoit avec une gràde liberté auprès du Roy : le Roy croyoit que toutes celles de cet eftat fufsèt femblables. »

Mais nous sommes au 25 septembre, le moment critique approche. Louise Boursier ne quitte pas la reine d'un pas ; elle monte dans la voiture de Mme la Duchesse de Nemours quand la reine se promène dans le parc de Fontainebleau, de peur que les premières douleurs ne la prennent en voiture. La nuit, les femmes de chambre s'amusent à réveiller en sursaut la sage-femme, dès qu'elle dort un peu profondément. (Quel respect pour un membre du corps médical !)

Enfin : « La nuict du vingt-feptième feptèbre, à minuit, le Roy m'envoya appeller pour aller voir la Royne qui se trouvoit mal... Le Roy dit : Venès, venès, fage-femme, ma femme eft malade. recognoiffès fi c'eft pour accoucher, elle a de gràdes douleurs ? ce qu'ayant recogneu, ie l'affeuray qu'ouy. »

Les douleurs augmentent. A chaque crise, Henri IV tient sa femme et demande s'il est temps d'aller chercher les princes, car il est absolument nécessaire qu'ils assistent à la naissance de l'enfant. A une heure du matin, fou d'impatience, et craignant que l'accouchement ne se termine brusquement, il envoie chercher Messeigneurs de Conty, de Soissons et de Montpensier. Ces messieurs arrivent à deux heures, restent une demi-heure à regarder souffrir la malheureuse reine, et comme la sage-femme assure au roi qu'il y en a encore pour longtemps, Henri IV les renvoie chez eux, mais en leur recommandant bien de se tenir prêts à revenir, dès qu'on les enverra chercher. En attendant, le corps médical arrive : M. de la Rivière, premier médecin du roi, M. de Laurens, premier médecin de la reine, M. Hérouard, médecin du roi, le seigneur Guide, second médecin de la reine, M. Guillemeau, chirurgien du roi. (Que de médecins pour ne rien faire !) Ces messieurs contemplent un moment la parturiente et se retirent dans une salle voisine.

Pendant ce temps, on prépare la grande chambre ovale de Fontainebleau. Des ouvriers avaient déjà dressé un grand lit de velours cramoisi accommodé d'or ; on mit à côté un petit lit de travail. On tendit deux pavillons : un grand en belle toile de Hollande, tendu aux quatre coins par quatre gros cordons comme une tente et qui avait vingt aunes de tour ; et un plus petit de pareille toile, sous lequel on mit le petit lit de travail où la reine fut couchée en sortant de sa chambre. On apporta sous le grand pavillon une chaise, des sièges pliants et des tabourets pour le roi, Mme sa sœur, et

Mme de Nemours. « La chaise pour accoucher fut aussi apportée qui était couverte de velours cramoisy rouge ».

L'accouchement va mal et tire en longueur. A quatre heures du matin, la reine qui a perdu les eaux depuis minuit souffre énormément sans que le travail avance... Au contraire, elle est prise de telles coliques que l'on appelle les médecins. Ceux-ci s'avancent, examinent la malade, se concertent, et... finissent par demander à la sage-femme ce qu'il faut faire, ce qu'elle ferait si elle était seule auprès d'une femme quelconque. Louise Boursier propose une formule que l'on envoie tout de suite à l'apothicaire. Mais celui-ci est italien, il sait la profonde affection de Marie de Médicis pour tout ce qui est italien, et il envoie un remède italien. Et les médecins, loin de réclamer contre cette substitution, s'empressent de le faire prendre à la malade. Il fallut même administrer plusieurs autres remèdes dans le courant de la journée, car les coliques continuaient toujours, et l'enfant n'avançait pas. Quels furent ces remèdes ? Nous l'ignorons, mais nous pensons qu'ils ont dû singulièrement retarder les contractions de l'utérus.

Pour calmer ces insupportables douleurs, on alla même plus loin, (aux grands maux les grands remèdes) :

« Les Reliques de Madame Saincte Marguerite eftoient sur une table dans la chambre et deux Religieux de Saint-Germain-des-Prés, qui prioyent Dieu fans ceffer. »

Dans le courant de la journée, un enfant de sept ans entre dans la chambre : c'est le petit duc de Vendôme, le fils d'Henri IV et de Gabrielle d'Estrées que tout le monde avait oublié et qui s'ennuie dans son coin, tout seul. Il s'approche de la sage femme et lui demande si la reine va bientôt accoucher et de quel enfant ? « Ie luy dis que ce feroit ce que ie voudrois : et quoy, dit-il, n'eft il pas fait, ie luy dis qu'ouy, qu'il eftoit enfant, mais que i'en ferois un fils ou une fille, ainfi qu'il me plairoit. Il me dit, sage-femme, puis que cela dépend de vous, mettés-y les pièces d'un fils ! »

A cette époque, il n'y avait déjà plus d'enfants !

Qu'on se représente cette pauvre Marie de Médicis, souffrant depuis vingt-deux heures, tordue par la douleur sur sa chaise « en velours cramoisy », sur laquelle elle veut accoucher, se retenant de crier malgré les prières de la sage-femme et du roi qui ne l'a pas quittée un seul instant, parce qu'elle a honte des princes et des princesses qui sont en face d'elle, sous le grand pavillon, et des deux religieux de Saint-Germain-des-Prés !

Louise Boursier est assise à ses pieds, sur un petit tabouret.

Enfin, à dix heures un quart, l'enfant est expulsé. La sage-femme l'enveloppe dans les langes

et le met dans son « giron », sans que personne
sauf elle n'ait vu le sexe du bébé.

« Ie regarde l'enfant au visage et ie vois
une grande faibleffe de la peine qu'il avoit en-
durée. Ie demande du vin à Môfieur de Loseray,
un des premiers valets de chambre du Roy, il apporte une bouteille, ie luy demande une cuiller,
le Roy, prit la bouteille qu'il tenoit ; ie luy dis:
Sire, fi c'eftoit un autre enfant, ie mettrois du
vin dans ma bouche et luy en donnerois, de peur
que la faibleffe ne dure trop. Le Roy me met la
bouteille contre la bouche et me dit : faites comme
à un autre. I'emplis ma bouche de vin et luy en
foufflay. à l'heure mefme il revint, et favoura le
vin que ie luy avois donné. »

Le Roi ne savait pas encore quel était
l'enfant ; il ne lui avait vu que le visage, et soit
crainte, soit parce que la sage-femme n'avait rien
dit de suite, il pensait que c'était une fille. Aussi
se retira-t-il tristement dans un coin.

Or, quelques jours avant, Louise Boursier
s'était entendue avec Mlle de la Renouillère pour
lui dire la première le sexe de l'enfant, afin que
celle-ci puisse aller l'annoncer au roi. Le si-
gnal convenu, si c'était un fils, était : « Ma fille
chauffez-moi un linge. » Aussitôt, Mlle de la Renouillère va s'incliner devant Henri IV et lui
annonce la bonne nouvelle. Celui-ci n'en veut
croire ses oreilles ; il s'approcha de la sage-femme
et lui parle tout bas, et Louise Boursier « déve-

loppe un petit Môfieur le Dauphin el luy fis voir
que c'eftait un fils. » Et le bon Henri est si content que « les larmes luy couloyèt fur la face, auffi
groffes que de gros poids. » Il avertit doucement
la reine, qui joint les mains, remercie le ciel, pleure
et... tombe en syncope.

Pendant qu'on remet le Dauphin à Mme de
Montglas sa gouvernante, le roi qui ne s'est pas
aperçu de la syncope de la reine et qui ne se tient
plus de joie, embrasse les princes, embrasse les
princesses, ouvre les portes, appelle tout le monde
et la chambre est envahie aussitôt de plus de deux
cents personnes. C'est à peine si on peut porter la
reine dans son lit. Louise Boursier s'en plaint, et
craint pour la santé de l'accouchée. Mais « le Roy
m'entendit qui me vint frapper sur l'efpaule et
me dit, tais-toy ? tais-toy ? fage-femme, ne te
fafche point, cet enfant eft à tout le monde, il
faut que chacun f'en refiouiffe... Il eftoit 10 heures et demi du soir le lundy 27 septembre 1601,
jour de Saint Cofme et Saint Damian, neuf mois
et quatorze jours après le mariage de la Royne (1). »

Enfin, on s'occupe du Dauphin ; Louise
Boursier et M. Herouard, médecin du roi, le lavent
dans du vin et de l'eau et l'emmaillottent, pendant
que la joie éclate partout, que tout le monde se fé-

---

(1) Louise Boursier toucha pour cet accouchement, en
plus de ses 300 écus de pension annuelle, 500 écus de la part
du Roi et 200 écus de la Reine.

licite et s'embrasse, et que, dans tout le bourg de Fontainebleau et les environs, les feux de joie s'allument, les tables se dressent et les tonneaux se vident à la santé du roi, de la reine et du Dauphin.

Le lendemain, on laisse les médecins examiner le bébé et dresser son observation. Voici le portrait du futur Louis XIII que nous avons reproduit d'après le manuscrit de Jean Herouard, médecin du roi, et d'autres manuscrits de l'époque.

A sa naissance, l'enfant est grand, il possède une forte ossature, est bien musclé et très vigoureux.

Coloration rougeâtre.

Tête normale, couverte de poils noirs.

Yeux « tannés ».

Nez un peu enfoncé à la racine, épaté et relevant du bout.

Oreilles moyennes, bien ourlées.

Bouche très belle, petite, « relevée » — « le dessus du milieu » de la lèvre supérieure, « fort cannelé », ainsi que la portion correspondante de la lèvre inférieure.

Le menton est « fourchu » et le tout « fait comme d'un trait ».

Le bas du visage est très arrondi ; le cou gros et fort, les épaules larges et la poitrine relevée.

Les bras sont grands, les mains grandes et d'une blancheur « naïve ».

Les jambes sont droites et grandes.

Les pieds sont grands, très larges au bout

et très retrécis au talon qui est pointu ; les orteils sont égaux et prenants.

Le médecin Herouard réjouit même singulièrement Henri IV en faisant remarquer que l'enfant avait exactement le pied de son père.

Les organes génitaux sont en rapport avec l'ensemble (1).

Signes particuliers. — Entre les deux sourcils côté droit, tache ronde et rougeâtre de la grosseur d'un demi-denier « attribuée à une envie de betterave. »

Deuxième tache semblable sur la nuque, à la racine des cheveux, de la grandeur d'un « rouge double. »

Troisième tache plus petite à l'entrée de la narine gauche.

Le jeune prince a trois poils noirs sur le sommet du cartilage de l'oreille gauche. (Encore comme son père, fait remarquer le docteur Herouard, toujours courtois !)

« Le croupion est tout velu ».

L'enfant a d'excellents poumons. Il ne vagit pas comme les autres enfants ordinaires, mais pousse des cris retentissants au moment de sa première toilette, dans un mélange « de vin et d'huile (2). »

____

(1) Mme la Duchesse de Bar trouva en riant que Louis XIII est « bien parti » pour ce qui est de ces organes.

(2) Jean Herouard est là en contradiction avec la sage-femme qui prétend que ce premier bain fut « d'eau et de

On le confie alors à une nourrice et l'enfant tète en une fois comme d'autres en trois fois. Il tète à grandes gorgées ; il est même difficile de l'assouvir malgré plusieurs changements de nourrices. Il tète même pendant un certain temps le lait de deux femmes, ayant « mis à sec » sa nourrice titulaire.

Malheureusement, dans le courant du mois de novembre, l'enfant éprouve des difficultés pour téter. Bien entendu, on attribue cela « au filet » ; et le 20 novembre 1601, M. Guillemeau, chirurgien du roi, le lui coupe et s'y prend à trois fois. Le 22 décembre, on parle de recommencer, et après consultation, on finit heureusement par n'en rien faire.

L'opération est-elle mal faite, ou existe-t-il une malformation congénitale ? Toujours est-il que la langue de l'enfant semble volumineuse ; il lui arrive de se mordre la langue dans des moments d'impatience ; il est atteint de bégaiement, affection qui contribuera dans une large part à donner dans la suite au futur Louis XIII ses crises de silencieuse mélancolie (1).

---

vin ». Cela n'a d'ailleurs pas grande importance, de l'eau pure aurait largement suffi ! !

(1) M. de la Rivière, médecin du roi, qui était en même temps professeur d'astrologie judiciaire, fit, devant Henri IV, l'horoscope du jeune dauphin :

« Sire, votre fils vivra homme, et règnera plus que vous ; mais vous et lui serez d'inclinations, d'âge et d'humeurs différents. — Il aimera ses opinions et fantaisies, et quelquefois celles d'autrui. — Plus penser que dire sera de saison. — Désolations menacent vos anciennes sociétés. — Tous vos ménagements seront déménagés. — Il exécutera choses fort grandes, sera heureux en ses desseins et fera parler de lui dans la chrétienté. — Toujours paix et guerre. — De lignée il en aura, et après lui, les choses empireront. »

Christine de Suède

et Bourdelot

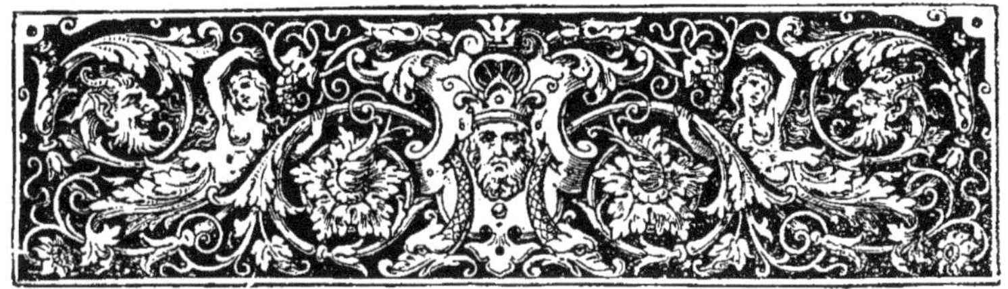

CHRISTINE DE SUÈDE
ET BOURDELOT

LA reine Christine de Suède, fille du grand Gustave-Adolphe, joint l'étrangeté à l'éclat, un air d'énigme à un air de roman. Son siècle ne sut comment la juger. Peu de créatures humaines ont été plus encensées et plus injuriées de leur vivant. On remplirait plusieurs pages avec les seuls titres des odes, harangues, panégyriques, pièces de théâtre, où Christine est portée aux nues en prose et en vers, en allemand, en italien, en latin, en suédois, en français. La liste ne serait pas moins longue des pamphlets, mémoires et épigrammes, où elle est traînée dans la boue. Aujourd'hui encore, elle embarrasse par un mélange, peut-être sans exemple, de grandeur et de ridicule, de noblesse et de perversité. On est en peine de décider si elle fut sincère où si elle se moqua de l'Europe. On ne l'est pas moins d'expliquer pourquoi la comédie tourna soudain au drame. La lumière se fait cependant peu à peu ; en écoutant Christine elle-même nous parler dans ses lettres, ses pièces diplomatiques, ses notes marginales jetées çà et là, nous finissons par la comprendre, et nous comprenons en même temps les jugements contradictoires des contemporains. A mesure que cette physionomie ambiguë nous livre son secret, elle nous inspire des sentiments ambigus comme elle. On est amusé et révolté, séduit et écœuré (1). »

Nous allons essayer d'étudier le caractère de cet être énigmatique au point de vue médical. Nous allons nous efforcer de démontrer que Christine de Suède, malgré sa science étendue, son intelligence supérieure, son courage de vieux soldat, a été en dehors de l'humanité consciente et responsable ; qu'elle était incapable de savoir ce qui était bien et ce qui était mal ; et qu'au milieu des comédies et des drames de sa vie, elle représente le type moderne achevé que nous voyons si souvent s'asseoir devant nos tribunaux : le dégénéré mental à responsabilité très atténuée.

Mais en même temps, nous allons accorder à Christine toutes les circonstances atténuantes ; montrer que, guidée autrement, élevée de toute autre façon, elle eût pu devenir sinon un être normal, du moins une reine dont le nom

---

(1) Arvède Barine, *Princesses et grandes dames*, 1893.

n'aurait pas juré à côté de bien des souverains de
son temps et des siècles passés.

Si ses maîtres, ses précepteurs avaient appliqué sagement les vœux de son père Gustave-
Adolphe et les recommandations des Etats, si enfin
elle n'avait pas rencontré sur sa route le médecin
français Bourdelot, Christine aurait pu, tout comme
Frédéric-Guillaume Ier de Prusse, souverain dont la
colère et la brutalité cotoyaient l'aliénation, mettre
sa folie et ses extravagances au service de son
pays.

Christine naquit à Stockholm, le 8 décembre 1626, de Gustave-Adolphe et de Marie-
Eléonore, fille de l'électeur de Brandebourg.

On voulait un prince ; il fallait un prince.
La nation attendait anxieuse ; le roi et la reine étaient
tranquilles : les astrologues et les songes avaient
annoncé la naissance d'un fils.

Si jamais l'influence morale a été pour
quelque chose dans le produit d'une grossesse,
c'est bien cette fois. Le père et la mère avaient dû
procréer une fille, mais le continuel désir et la longue tension d'esprit de la reine en avaient fait...
quelque chose d'intermédiaire entre une fille et un
garçon.

A la naissance du nouveau-né, il était si
velu, si noir, il criait avec une telle force, que tout le

monde cru que c'était un fils. Hélas ! c'était (qu'on nous pardonne l'expression) un être hermaphrodite : de corps, à peu près femme, et femme laide, mais complètement homme au moral.

Gustave-Adolphe en prit vite son parti : il se dit que, ma foi, une bonne reine vaut bien un bon roi, Il connaissait son histoire ; il se rappelait Catherine de Médicis, et il avait alors sous les yeux l'exemple de Marie de Médicis.

Quant à Marie-Eléonore, elle prit ce jeune singe en horreur, et si nous en croyons Christine elle-même, ce serait à sa mère qu'elle devrait d'a-voir une épaule plus haute que l'autre.

Nous nous permettons d'affirmer que ce n'est là qu'un mensonge : Christine avait une scoliose toute naturelle et non accidentelle, et la douceur légendaire de la Reine mère plaide suffisamment en sa faveur.

Marie-Eléonore avait en effet pour elle deux choses : sa beauté et sa douceur. Il est vrai que cette douceur poussait parfois, souvent même, jusqu'à la bêtise. Douée d'une faiblesse de sensibilité inouïe, elle pleurait, pleurait toujours, pleurait encore. C'était presque son unique occupation ; c'était, du moins, son unique façon de penser. Aussi son mari l'avait-il jugée à sa juste valeur en la traitant de femme sans conseil, et en l'écartant catégoriquement de toute affaire sérieuse.

Quant à Gustave-Adolphe, il est trop connu pour en parler ; il étourdit l'Europe du bruit de ses

exploits et de ses vertus. Un géant, un digne des-
cendant d'Odin, d'une force colossale et d'une
bonté inouïe, coléreux et terrible, mais en même
temps doux et calme ; soldat dans toute la force du
terme, il en avait toutes les qualités et tous les
défauts ; avec cela, parlant plusieurs langues, se
faisant suivre à la guerre d'une bibliothèque, sachant son histoire et discutant philosophie.

Il légua toutes ses qualités à sa fille ; Marie-
Eléonore ne lui légua que sa faiblesse de raisonne-
ment et son inconséquence. Ces deux caractères
absolument opposés procréèrent un être qui
réunît leurs qualités et leurs défauts. Christine eut
l'exubérance, l'intelligence, l'exaltation du père ;
mais à la place de sa force de caractère, elle n'eut
que la faiblesse de Marie-Eléonore : elle fut incapable d'endiguer le torrent de ses sentiments et de
ses passions.

Christine avait à peine six ans lorsque,
le 6 novembre 1632, son père fut tué sur le champ
de bataille de Lutzen.

Gustave-Adolphe avait réglé depuis longtemps les questions de régence et de tutelle.
Christine était confiée à un conseil de régence,
présidé par le chancelier Oxenstiern, et dont Marie-
Eléonore était catégoriquement écartée.

Malheureusement, après la bataille de Lutzen, Oxenstiern fut obligé de rester trois ans en Allemagne pour continuer et terminer la politique de
son maître. Et pendant ces trois ans, Christine

tomba sous la direction de sa mère, à laquelle personne n'avait osé tenir tête.

Marie Eléonore ne pouvait pas trouver une meilleure occasion pour pleurer que la mort de son mari. Oh ! alors, elle s'en donna à cœur joie ! Elle s'enferma, se claustra avec sa fille dans ses appartements, les fit tendre de noir, fit boucher les fenêtres, s'éclaira avec des cierges et se mit à pleurer à heures fixes, obligeant Christine à faire sa partie dans ce concert lugubre. Deux ou trois fois par jour, la mère et la fille allaient se prosterner et redoubler leurs larmes et leurs lamentations, devant une petite boîte en or, suspendue au chevet du lit de la reine, et dans laquelle était placé le cœur de Gustave-Adolphe.

Eh ! bien, ce qui nous étonne, c'est que Christine ne soit pas sortie complètement folle de cet internement ! Prenez un enfant de six ans, enfermez-le, dans une chambre tendue de noir, éclairée à la lueur des cierges : faites-lui passer ses journées et ses nuits en prières, entrecoupées de pleurs, de gémissements et de contemplations devant une boîte dorée, et cela pendant trois ans ! ! Si l'enfant n'est pas fou au bout de ce temps, c'est qu'il avait le cerveau singulièrement solide. Mais certainement, il n'en sortira pas tel qu'il y était entré.

C'est ce qui arriva pour Christine ? on peut dire que Marie-Eléonore fut responsable d'une grande partie des excentricités de sa fille.

Au bout de trois ans, Oxenstiern arriva, délivra la petite princesse et la plaça sous la conduite de ceux que son père avait choisis lui-même. Bien qu'en dise Christine elle-même, le choix n'était pas très heureux. Le gouverneur auquel elle fut confiée aurait peut-être été parfait pour élever un jeune soldat ; mais pour une princesse, c'était une autre affaire. Il est vrai que Gustave-Adolphe voulait qu'on fît de sa fille un grand prince et qu'on l'élevât en garçon !

Ce gouverneur, nous dit Christine, « avait été de tous les plaisirs du roi, confident de ses amours, et compagnon de toutes ses courses et ses débauches... Ce gentilhomme était excellent en tous les exercices, mais il était fort ignorant ; de plus, fort colère et emporté, fort adonné aux femmes et au vin dans sa jeunesse ; et ses vices ne l'ont pas quitté jusqu'à la mort, quoi qu'il se fût fort modéré ».

Pouvait-on mieux choisir ? Nous en demandons aux mères qui cherchent des gouvernantes pour leurs filles !

Ce gouverneur était doublé d'un sous-gouverneur ivrogne également, et d'un précepteur docteur en théologie, l'austère Jean Matthiæ.

Nous ne savons pas ce qui valait le mieux pour rendre folle la future reine de Suède, des lamentations et des pleurs de sa mère ou des conseils de ses nouveaux maîtres. Au sortir de la chambre noire de Marie-Eléonore, Christine tomba sur de braves gens dont l'unique occupation allait être de faire d'elle un phénomène.

Gustave-Adolphe avait voulu qu'on fît de sa fille un garçon ! Il allait être largement obéi. Plus de poupées, de cerceaux, plus de jouets ! Christine n'a que neuf ans, on va l'instruire et l'élever comme un homme fait. Ses maîtres oublièrent son sexe et son âge ; il fallait qu'elle ne fut pas femme mais grand prince, il fallait qu'elle puisse continuer la politique et les exploits de son père. Pour arriver à ce but, on va joindre les exercices corporels d'un homme à l'instruction d'un savant.

Au point de vue physique : Christine est mal peignée, sale, déguenillée ; elle a les allures et les conversations d'un mousquetaire, elle monte à cheval comme un écuyer de cirque, elle tue un lièvre à la course, couche sous la tente et méprise profondément tout ce qui a trait aux femmes.

Au point de vue intellectuel : les régents, le Sénat et les états veillent avec un soin jaloux à ce que leur princesse n'ait pas son égal. Pendant dix ans, la Suède entière ne s'occupe que des progrès de sa reine en latin, en grec, en français, en mathématiques.

Christine n'avait pourtant pas besoin d'être poussée . elle se lança dans le travail avec toute la fougue de son caractère, avec toute son exaltation, avec une ardeur passionnée et une facilité inouïe. Elle oubliait de manger et de boire, se privait de sommeil et se cassait littéralement la tête à travailler. Le pays était enchanté, le bruit de ses succès répandu à l'étranger était un honneur public.

Le précepteur Jean Matthiæ rendait régulièrement compte au Sénat des travaux de son élève ; c'était là toutes les affaires de l'Etat : « La régence savait que le 26 février 1639, la reine avait commencé les *Dialogues français* de Samuel Bernard, que le 30 mars, elle avait appris par cœur le discours de Caton dans Salluste, et, le 6 avril le discours de Catilina à ses soldats : qu'elle étudiait l'astronomie dans un auteur du XIII siècle, incapable de lui donner des opinions hérétiques sur le mouvement de la terre ; qu'en histoire elle avait débuté par le *Pentateuque*, auquel avait succédé une *Guerre de Thèbes*, et qu'elle lisait très assidûment un vieux livre suédois, recommandé par Gustave-Adolphe, où l'art de gouverner était réduit en maximes. Une commission de sénateurs s'assurait avec diligence que les leçons étaient bien sues et faisait passer des examens à la reine. Les états votaient des instructions sur la manière dont Sa Majesté pouvait être le mieux élevée et instruite, et profitaient de l'occasion pour inviter les régents à ne point donner à Sa Majesté des idées préjudiciables à la liberté et aux circonstances des états et des sujets du royaume (1). »

---

(1) Arvède Barine, *Princesses et grandes dames.*

Enfin, lorsque Christine eut atteint ses dix-huit ans, cette admirable éducation fut terminée. Les États déclarèrent la reine majeure ; la régence lui remit le pouvoir.

En arrivant au trône, Christine n'est plus une femme, et elle n'est pas tout à fait un homme : son cerveau est complètement détraqué, ses longues études l'ont minée, énervée, ont encore augmenté sa sensibilité et son nervosisme. Nous allons voir maintenant ce qu'elle va devenir avec toute cette intelligence et tout ce savoir.

*
* *

Un seul mot résumera l'état mental de Christine au lendemain de sa majorité : elle va s'ennuyer. Elle ne va rien comprendre à tout ce qui l'entoure ; Stockholm, les nobles, les bourgeois, le peuple, la Suède en un mot, tout va l'ennuyer.

Il y avait en effet un antagonisme absolu entre Christine et son pays. Gustave-Adolphe et les États avaient bien recommandé de faire d'elle, avant tout, une bonne suédoise, connaissant les manières et les coutumes du pays ; on avait fait tout le contraire.

En Suède, l'ignorance était presque absolue : la bourgeoisie n'était pas assez riche pour s'instruire, du reste n'y pensait même pas ; quant à la noblesse, elle considérait, là comme ailleurs, l'instruction avec mépris. Il existait une seule école à

Upsal ; et quelle école ? Pour ne citer qu'un exemple, la faculté de médecine d'Upsal n'eut pendant longtemps qu'un seul professeur, qui suffisait largement pour le nombre des élèves.

A la tête de ce peuple ignorant, on mit une reine bourrée de littérature, parlant le grec, le latin et toutes les langues vivantes, éprise de poésie, de philosophie et d'histoire.

Les Suédois étaient essentiellement pieux et superstitieux ; on fit de leur reine une libre-penseuse et une philosophe.

Les mœurs du pays étaient en rapport avec les intelligences. Pas de luxe, pas de dépenses inutiles ; partout la vie simple et moitié barbare. Les maisons du peuple étaient des taudis, des tannières ; les logis des seigneurs, construits de bois et de terre, étaient blanchis à la chaux, garnis de meubles taillés à la hache — et au moment des repas, il fallait tendre une draperie au-dessus de la table pour empêcher les toiles d'araignée de tomber dans les plats. — Stockholm n'était composée que de ces maisons de bois, à toits plats recouverts de gazon, dominées çà et là par des monuments les plus hétéroclites : châteaux féodaux, minarets turcs, églises russes, temples grecs, etc., etc.

Le seul plaisir, la seule distraction, le seul luxe, étaient l'ivrognerie : « Les grandes réjouissances consistaient à s'attabler devant des bouteilles, à jurer son saoûl, se jeter des vers à la tête et rouler sous la table dans une mêlée finale. Il n'en allait pas autrement à la Cour que dans un cabaret. Personne, pas même un évêque, n'avait le droit de refuser de rendre raison le verre à la main (1). »

Pour gouverner ce peuple pauvre et barbare, on fit une reine digne de trôner à Versailles, aimant les tableaux, les statues, les médailles, le luxe et les apparats de la royauté. Elle avait comme sujets les descendants — à peine dégrossis — des Huns ou des Wisigoths, vivant dans un pays sauvage, brumeux, aride et froid ; et Christine ne rêvait que de l'Italie, de la Grèce, du ciel bleu, des fleurs et des poètes.

Pour calmer son ennui, Christine va se jeter avec plus de rage encore dans le travail. Elle va faire venir à sa Cour, à prix d'or et au détriment du peuple suédois, une bibliothèque de huit mille manuscrits ; elle va peupler son château d'œuvres de maîtres, de tableaux, de statues, de meubles rares, réunis de ci de là, sans goût, sans patience, sans s'y connaître. Et comme tous ceux qui l'entourent ne sont que des ignorants et des lourdeaux, elle va appeler auprès d'elle tous les savants des différents pays d'Europe, et surtout de la France : Saumaise, Descartes, Bochart, Huet, Nanteuil, Sébastien Bourdon, François Parise, Simon de la Vallée, des savants allemands, hollandais, Mei-

____

(1) Arvède Barine, *Princesses et grandes dames.*

bom, Naudé, etc., etc. Elle avait été un écolier,
acharné, turbulent et sale ; elle fut une reine tout
à fait savante, éloquente, sachant parler et discuter sur n'importe quel sujet, mais ayant les mains
sales, tachées d'encre, le linge déchiré, ne dormant
que trois heures, dînant quand elle avait le temps
et ne se peignant qu'une fois par semaine.

Lorsque Christine eut été entourée de tous
ces savants, lorsqu'elle eut fait de son palais une
véritable Sorbonne...., elle s'ennuya tout autant !

De plus, la nature, qui s'était tue jusqu'ici
en elle, commença à parler et à faire entendre une
voix autrement plus forte que les dissertations de
Descartes ou les discussions philologiques de Saumaise.

Christine avait crû, avec tous ses précepteurs, qu'une jeune femme de 20 ans pouvait user
toute sa force vitale à faire du grec ou de la philosophie, à compulser des manuscrits ou à déchiffrer
des vieilles médailles, et que cela lui suffirait. Personne n'avait songé qu'un jour la nature repren-
drait ses droits et que Christine comprendrait qu'il
y avait autre chose, dans la vie, pour une femme
que de lire du Thucydide ou de traduire de l'hé-
breu,

Entre l'éducation et la nature, ce fut la
nature qui l'emporta. Christine tomba malade ; la

fièvre ne la quittait pas, elle était couverte de furoncles, se sentait gravement atteinte et fut certainement morte si son genre de vie était resté le même.

Heureusement pour elle tout va changer. Un homme va paraître dans sa vie et va lui faire comprendre rapidement l'erreur de son éducation et de son existence ; il va aiguiller dans une autre direction cette force vitale et cette nervosité et faire, en quelques jours, le bonheur de la reine et le désespoir de la Suède. Cet homme, c'est le médecin français Bourdelot.

En qualité de confrère, nous allons prendre d'abord la défense de Bourdelot. Non pas que nous voulions excuser tout le mal qu'il a fait à la Suède, (et encore, pouvait-il en être autrement avec une femme de la trempe de Christine)? Mais nous voulons relever un peu en lui, aux yeux de l'opinion publique, le médecin que l'on s'est toujours efforcé d'avilir et d'abaisser, comme on avait fait pour l'homme. On a fait de Bourdelot un être ignard et un médecin digne de Molière ; nous allons démontrer qu'il fut un des grands médecins de son temps, aimant son métier, travaillant consciencieusement, instruisant même les autres ; et nous voulons voir un peu de jalousie — bien confraternelle — dans l'opinion que Guy-Patin se faisait de lui.

Bourdelot (1) s'appelait de son vrai nom

<hr>

(1) Voir Moreri, *Dictionnaire historique*, et Eloy, *Dictionnaire historique de la Médecine*.

Pierre Michon. Il était né à Sens le 2 février 1610 ;
son père, Maximilien Michon était, non pas seulement barbier comme on a bien voulu le dire, mais
chirurgien de la ville de Sens. Sa mère, Anne Bourdelot, était la petite-nièce de Marie Bourdelot,
mère du fameux Théodore de Bèze.

Pendant les premières années de sa vie,
il étudia la chirurgie, lamédecine et la pharmacie
dans la maison et sous la direction de son père.

En 1630, il vint à Paris retrouver ses deux
oncles maternels, Jean Bourdelot, avocat au Parlement, maître des requêtes de Marie de Médicis,
et Edme Bourdelot, médecin de Louis XIII.

On voit par là que Pierre Michon n'était
pas de si obscure naissance qu'on a bien voulu le
dire.

A Paris, il suit d'abord les cours de philosophie ; puis il fait de la médecine, et en 1633,
obtient du roi Louis XIII de changer le nom de
Michon pour le nom de ses oncles, Bourdelot.

En 1635, il part pour Rome avec le comte
de Noaïlles qui s'y rendait en qualité d'ambassadeur. Peu de temps après, son oncle Jean le rappelle à Paris où il est présenté au comte Henri II de
Condé. Celui-ci le prend comme médecin et l'attache à sa personne, bien qu'il ne soit pas encore
reçu docteur.

Voilà, pour nous permettre de certifier que
Bourdelot n'était ni plus nul ni plus ignorant que
ses confrères.

Il suit le prince de Condé, en 1638, au siège de Fontarabie. Arrivé là-bas, il apprend la mort de son oncle Jean, retourne rapidement à Paris pour toucher l'héritage mais ne peut obtenir que la bibliothèque.

Il rejoint alors le prince de Condé en Roussillon et y reste jusqu'en 1640, ne revenant que les hivers à Paris pour suivre les cours et finir ses études.

En 1641, il est nommé médecin du roi, et il fonde à l'Hôtel de Condé une réunion de médecins et de savants, sorte d'académie où l'on se réunissait à dates fixes.

Après la mort du prince de Condé, ses fils Louis de Bourbon et le duc d'Enghien, attachent Bourdelot à leurs personnes.

Enfin, en 1651, il possède une telle réputation, que Saumaise, alors en Suède, voyant la reine Christine très malade, lui conseille d'appeler Bourdelot.

Que dirions-nous, si l'on nous certifiait aujourd'hui que n'importe lequel de nos grands maîtres de la médecine, membre de l'Institut, médecin de l'Elysée, etc., etc., appelé en consultation auprès de l'empereur d'Allemagne, du roi d'Italie ou du Grand-Turc, serait traité un jour d'ignorant ignorantissime et d'âne bâté?

***

Au moment où Bourdelot arrive en Suède (1), qu'on nous permette de tracer son portrait.

Il a quarante et un an, il est bien fait, élégant, aimable et badin, spirituel et gai. Son esprit est vif et plaisant ; il chante agréablement, joue très bien de la guitare ; il sait même faire la cuisine. Il a tous les talents d'un courtisan, l'art de se faire valoir et de se rendre nécessaire. C'est le parfait modèle du médecin de dames du XVIIe siècle, et même de nos jours. Il sait une foule de recettes pour composer des eaux de toilette des fards, et des cosmétiques. Il n'a pas son égal pour raconter une histoire gaie, organiser une fête, jouer une farce, « monter un bateau ». Sa seule morale est : arriver ; sa devise : qui veut la fin veut les moyens : « Plein d'esprit et de drôlerie, malfaisant comme un singe, souple quand il le fallait, insolent quand il le pouvait, ne croyant ni à Dieu ni à diable, heureux de vivre, de rire et de mentir : voilà Bourdelot (2). »

Lorsqu'il arriva auprès de Christine, il jugea la situation d'un seul coup d'œil. Il jeta les

---

(1) Voir Lacombe, *Histoire de Christine de Suède*, 1762.

(2) Arvède Barine.

livres, brûla les cahiers, ferma à clef la bibliothèque et les salles d'étude, persuada à la reine que cette unique occupation de compiler les vieux auteurs, ou de discuter philosophie, pouvait la rendre gravement malade, et lui démontra qu'une femme avait un autre but dans la vie que d'être un rat de bibliothèque. Il persuada à sa malade que son sexe et son rang demandaient d'autres plaisirs et d'autres occupations, et qu'il n'appartenait qu'aux savants de profession de s'abîmer ainsi dans le travail.

Christine ne demandait qu'à suivre ses conseils ; mais on n'efface pas d'un trait de plume des habitudes si profondément ancrées.

Bourdelot fit preuve de génie. Il assura à la reine qu'en France les femmes savantes passaient pour des créatures grotesques et ridicules. Il fit plus encore : il tua l'érudition dans l'esprit de sa malade en exposant les érudits eux-mêmes à la raillerie.

Meibom venait de publier ses recherches sur la musique des anciens, et Naudé avait écrit un ouvrage sur les danses grecques et romaines. Bourdelot persuada à Christine d'obliger ces fameux interprètes de l'antiquité à rendre leurs opinions plus sensibles en les réalisant, et en joignant la pratique à la théorie. Rien ne fut plus grotesque et ne fit rire autant la reine que d'entendre Meibom chanter à la grecque d'une voix fausse, sombre et tremblante, et que de voir Naudé imiter les danses romaines, avec des pas lourds et traînants et des postures ridicules.

Si Bourdelot se fut arrêté là, s'il eut persuadé à la reine que son devoir et sa guérison étaient de se marier, Christine eut été sauvée, et la Suède n'eut pas souffert. Malheureusement ce n'est pas dans cette voie que notre confrère va guider sa malade ; il va la lancer vers le plaisir, vers l'amusement à tout prix.

Christine obéit complètement à son médecin. Elle s'amusa d'abord un peu ; puis, quand elle eût goûté du plaisir, elle ne voulut plus que s'amuser.

Vous nous direz que la reine a vingt-cinq ans, qu'il est un peu tard pour commencer: il n'est jamais tard pour bien faire. Elle va mettre les bouchées doubles et se lancer dans la nouvelle voie qu'on lui a montrée, avec la même ardeur maladive qu'elle avait mise à suivre les conseils de ses anciens précepteurs.

Jadis, elle ne voyait qu'une chose : le travail ; maintenant elle ne va voir qu'une chose : le plaisir, et va adopter pour maxime : « Il importe plus de jouir que de connaître. »

On lui parle affaires publiques, elle répond: comédie. Un ambassadeur se présente, elle répond: répétition de ballet. La faculté d'Upsal veut disserter devant elle : elle éclate de rire au nez de ces doctes savants et se sauve faire une partie de voiture. Le palais royal était une Sorbonne, c'est

maintenant un Versailles ou un Fontainebleau.
Bourdelot entraîne Christine partout, de danses en
parties de campagne, de comédies en promenades
en voiture, et il couronne l'édifice en administrant
à la reine une purge le jour où Bochart doit lui lire
en public des fragments de sa géographie sacrée.

La Suède s'inquiète ; elle ne comprend pas
la réaction obligatoire, qui devait se faire nécessai-
rement dans la nature maladive de cette femme,
que l'on a empêchée jusqu'ici d'être femme. On
avait maltraité la nature, la nature reprend ses
droits. On crût la reine devenue folle.

Mais Bourdelot va continuer, et chez les
Suédois, l'ahurissement se change bientôt en
haine contre ce Français qui a tout gâté chez eux,
qui est venu détruire, en un jour, ce plan qu'ils
avaient si longuement, si laborieusement, si in-
telligemment dressé.

Les savants coûtaient cher, mais les bal-
lets et les parties de plaisir coûtent bien plus cher
encore. Le pays n'était pas riche, mais les inven-
tions de Bourdelot portèrent le gaspillage au comble. Les coffres étaient absolument vides, le crédit
était épuisé ; on n'entretenait plus la marine ; un
ambassadeur faillit ne pas partir faute d'argent ; les
domestiques du palais n'avaient pas été payés de
leurs gages depuis près de deux ans, et la reine
n'avait pu se procurer une somme de quatre mille
tkalers pour un voyage urgent qu'en mettant sa
vaisselle d'argent en gage. Partout c'était la ruine

et partout la misère, lorsque Bourdelot vint mettre le comble par deux actions plus graves encore.

Le peuple lui aurait pardonné de le rendre misérable, mais il devint furieux en apprenant qu'à l'exemple de son médecin, Christine débitait mille et mille impiétés.

Enfin Bourdelot, après avoir éloigné de la Cour : Naudé, Meibom, Bochart, Heinsius, Courtius et les autres, voulut s'attaquer à la noblesse. Il devint un personnage politique, rêva la place de premier ministre et voulut écarter radicalement quiconque lui portait ombrage.

C'en était trop ! Les grands parlèrent d'une façon menaçante et Christine comprit qu'il était temps de céder.

Bourdelot regagna la France dans l'été de 1653, chargé de présents et recommandé particulièrement à Mazarin. Celui-ci lui fit avoir l'abbaye de Massai, vacante par la mort de M. de Châteauneuf, garde des sceaux. Bourdelot avait déjà reçu depuis longtemps du pape Urbain VIII le droit d'en posséder les bénéfices, mais à la condition exclusive d'exercer gratuitement la médecine.

Cette clause lui importait peu ; avec les revenus de son abbaye et les présents de Christine, il avait largement de quoi vivre. Il s'improvisa abbé, reprit ses séances d'académie à l'hôtel de Condé, et étala dans Paris le spectacle grandiose d'un médecin qui avait failli devenir ministre de Suède : « Notre maître Bourdelot, écrit Guy-Patin, se fait porter en chaise, suivi de grands estafiers. Il n'en avait par ci-devant que trois, *sed a paucis diebus quartus accessit.* »

Christine demeura toujours en correspondance avec lui tant qu'il vécut. Sa mort eut lieu le 9 février 1685 ; il avait soixante-seize ans. Un valet étourdi mit un morceau d'opium dans le pot de roses muscates dont il se servait ordinairement pour se purger. Un matin, Bourdelot sentant la nécessité d'une purgation, prit des roses muscates et en même temps de l'opium. Il comprit, au goût, ce qu'il venait d'absorber et le rejeta en grande partie. Mais il fut pris quand même d'un sommeil invincible accompagné d'une anesthésie presque absolue. Ses domestiques (fiez-vous donc aux domestiques !) voulant le réchauffer, l'entourèrent de bouillottes d'eau chaude. Mais l'eau était si chaude que Bourdelot fut profondément brûlé au talon, sans s'en apercevoir. Quelques jours plus tard, soit par vieillesse, soit qu'il eut du diabète, la gangrène se mit au pied brûlé et Bourdelot mourut (1).

*
* *

Le départ de Bourdelot ne changea rien à l'état mental de Christine. Le mal était fait. L'anta-

---

(1) Bourdelot laissa un certain nombre d'ouvrages : *De la Vipère, Du Mont-Etna, ses Conférences.* etc.

gonisme entre ce que ses maîtres lui avaient appris et ce que Bourdelot lui avait fait comprendre, finit de détraquer complètement son cerveau si malade. Certes, Christine n'est pas à proprement parler une aliénée, elle ne mérite pas d'être internée ; mais elle est complètement inconsciente de ses actes, elle est absolument irresponsable.

Certains fous rêvent d'être empereur du Brésil, président de la République ou Jésus-Christ. Christine ne rêve qu'une chose : être un héros de roman et se montrer au public comme tel.

Le 11 février 1654, elle abdique, remet la couronne à son cousin Charles-Gustave et part pour une grande tournée théâtrale à travers le monde.

A califourchon sur un coursier fougueux, habillée en homme, les cheveux coupés, chaussée d'une paire de bottes, un fusil sur l'épaule et deux pistolets aux arçons de la selle, elle part, dit-elle, en Flandre faire le coup de feu à l'armée de Condé. Quand on approche d'une ville importante, Christide change de costume, reprend ses habits royaux, et donne au peuple le spectacle de l'entrée d'une reine. La représentation terminée, on remballe les costumes, on referme les malles et on s'en va plus loin. Absolument Barnum ou Buffalo !

Nous ne la suivrons pas dans toutes ses pérégrinations. Son irresponsabilité ne fait que croître et embellir jusqu'à sa mort. Véritable reine de bohémiens, elle va de province en province, accompagnée de quatre gentilshommes et de quelques

valets faisant l'office de femmes de chambre même
dans les moments les plus intimes, vivant au jour
le jour, semant pour manger les joyaux de la couronne de Suède chez tous les usuriers du chemin,
visitant toutes les cours d'Europe, d'où personne
n'ose la chasser.

Elle vient à Hambourg, à Anvers, à
Bruxelles, où elle s'attarde plusieurs mois et où elle
mène une telle vie que les Bruxellois en furent bien
longtemps scandalisés. De là elle passe à Inspruck,
où, le 3 novembre 1655, elle abjure le protestantisme
et fait profession publique de catholicisme.

De là, elle passe à Rome où le pape fait une
réception éclatante à la fille de Gustave-Adolphe, à
la nouvelle enfant de l'Eglise.

En septembre 1656, elle vient faire un
voyage en France où Mazarin ordonne de lui rendre
de grands honneurs et où elle scandalise littéralement la Cour par ses manières de mousquetaire.

En France, la folie de Christine tourna
même un moment au tragique : c'est à Fontainebleau
qu'elle fit froidement assassiner, le 6 novembre
1657, le jeune marquis italien Monaldeschi, un fa-
vori qui avait cessé de plaire et qui avait le tort d'être
jaloux. On n'a jamais su les motifs exacts qui avaient
poussé Christine à commettre ce crime. Quoi qu'il
en soit, les conditions dans lesquelles ce meurtre
fut exécuté, et la tranquillité, le « naturel » de
Christine voyant assassiner à côté d'elle son ancien ami (nous allions écrire amant), montrent net-

tement l'irresponsabilité absolue et la conscience hors nature de l'ancienne reine de Suède.

Christine retourna à Rome où elle s'installa définitivement. Sa seule occupation jusqu'à ses derniers jours, à part un essai de rentrer en Suède à la mort de son cousin, et sa candidature grotesque au trône de Pologne, fut de taquiner le pape, pourtant singulièrement large et généreux pour elle, et d'étonner les Romains. Elle les étonna par son genre de vie, par ses cavalcades à travers la ville ; elle voulut même les étonner par son enterrement.

En 1688, elle contracta une érésipèle grave. Se sentant sérieusement atteinte, elle prépara elle-même le programme de sa dernière représentation. Elle inventa une sorte de costume pour ses funérailles, moitié jupe et moitié manteau, fait de brocard à fond blanc, broché de fleurs et de broderies d'or, garni de boutons et d'une frange d'or. Elle essaya le costume, le fit admirer, écrivit son testament, légua toute sa fortune au cardinal Azzolini, son intendant, et mourut le 19 avril 1689..

Disons seulement que son enterrement fut bien comme elle l'avait rêvé ; nous n'en entreprendrons pas le détail, mais — si les morts voient leurs funérailles — Christine dut être bien contente.

Un Apothicaire
au temps du Grand-Roi

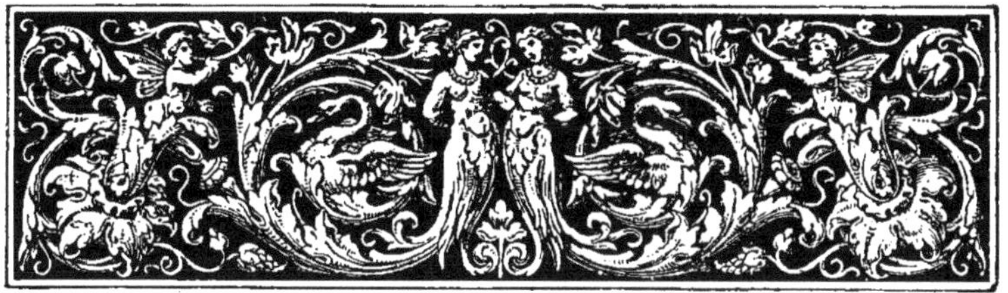

UN APOTHICAIRE
AU TEMPS DU GRAND-ROI

Jamais la pharmacie n'eut une importance aussi grande qu'au XVIIe siècle. Le siècle de Louis XIV fut l'âge d'or des apothicaires. Les grands et les petits, les nobles et les gueux, tout le monde a foi aux drogues et juge la vie impossible sans les médicaments. Il n'est de jour qui se passe sans qu'on ne prenne une tasse de ceci pour calmer ses nerfs, une pilule de cela pour se lâcher le ventre, un paquet de telle poudre pour la migraine, un emplâtre quelconque pour les douleurs, voir même un clistère laxatif.

Le clistère surtout est de mode ; pour un oui, pour un non, un malaise plus ou moins vrai, une légère lourdeur de tête, une digestion un peu lente, on envoie chercher un apothicaire qui vous administre le clistère sauveur. Louis XIII en avait pris 312 en une année; Louis XIV augmenta encore la dose et la mélangea d'un nombre égal de purgations. Il passa autant d'heures dans sa vie sur sa chaise percée que sur son trône.

Quel beau temps pour les apothicaires: riches, considérés, aimés, ils se rendaient compte de leur utilité, ils se savaient nécessaires au bonheur de l'humanité !

Il nous a paru intéressant de faire le tableau de la vie d'un apothicaire au XVIIᵉ siècle, de nous reporter en arrière et de suivre au jour le jour un des ancêtres de nos pharmaciens actuels dans l'exercice de ses fonctions. Nous lui avons donné un nom découvert au hasard dans une vieille liste d'apothicaires. Nous l'avons pris à son entrée dans le métier, à sa première année de stage et nous ne l'avons quitté que le jour où il est devenu un homme important, un des apothicaires les mieux achalandés et les plus considérés de sa ville, un des bayles de sa confrérie.

Nous avons puisé nos renseignements dans un grand nombre d'ouvrages sur l'histoire de la pharmacie, mais spécialement dans les œuvres de G. Planchon sur le *Jardin des Apothicaires*, et dans deux petits ouvrages, très documentés de M. Emile Cheylud : *Histoire de la corporation des apothicaires de Bordeaux*, et *Les anciennes corporations de médecins, chirurgiens et apothicaires de Murat*.

***

Antoine Gombault vient d'avoir ses quinze ans.

Son père qui, depuis vingt années bientôt, est apothicaire, et qui voit que le commerce marche d'une façon vraiment prospère, songe à faire apprendre à son fils le même métier, afin de pouvoir un jour lui céder l'officine, et enfin jouir d'un repos bien gagné par de longs mois passés à manipuler la thériaque et le mithritatium.

Le jeune Antoine est intelligent et travailleur ; son père n'a rien négligé pour lui faire donner une instruction solide. Selon la vieille ordonnance du roi Jean le Bon en 1353, il a « estudié en grammaire » ; et il s'est conformé aux anciens ordres de Louis XII et de François Ier qui lui ordonnaient de savoir suffisamment de latin pour lire couramment les livres d'apothicairerie, écrits tous en cette noble langue (1). Guidé et surveillé par son père, il fera certainement plus tard un digne apothicaire, un *maître* de valeur. Et le père Gombault sourit malgré lui en songeant qu'il pourra, sur ses vieux jours, voir son fils bayle de la Confrérie (2).

---

(1) Ordonnance de Louis XII, du 3 août 1536, séparant les apothicaires des épiciers et réglementant les études d'apothicaireries.

Ordonnance de François Ier vers 1530, renouvellant celle de Jean le Bon sur les études en grammaire.

(2) Les Confréries d'apothicaires existaient dans presque

Envisageant gaîment l'avenir, et décidé à mettre de suite son projet à exécution, il enfouit dans sa poche la clef de l'armoire aux poisons, confie l'officine à l'apprenti, pour quelques instants, appelle son fils et se dirige avec lui vers le siège de la Confrérie où il y a justement assemblée des apothicaires.

Le jeune Antoine est fier, il se sent quelqu'un. Il a bien entendu souvent son père parler des séances de la Confrérie, mais il ignore comment elles se passent, et il est curieux d'y assister. La Confrérie se tient dans une maison attenant à la vieille église Saint-Michel, sous les auspices duquel les apothicaires se sont placés (1).

En entrant dans la grande salle des séances, Antoine y voit réunis presque tous les amis de son père, les autres apothicaires de la ville. Au fond de

---

toutes les villes. Chaque confrérie n'admettait que des maîtres apothicaires reçus dans la ville ou, après les ordonnances d'Henri III, dans l'Université la plus voisine, et installés dans la ville. Ces maîtres nommaient tous les ans deux ou quatre bayles selon l'importance de leur assemblée. Les bayles qui plus tard, prirent le titre de syndics, étaient chargés de la police intérieure, représentaient la Confrérie au dehors, géraient les finances, faisaient passer les examens aux apprentis, etc. Chaque confrérie avait ses réunions à dates fixes et sa fête solennelle le jour de la fête du saint sous les auspices duquel elle s'était placée.

(1) Nous avons pris Saint Michel, nous aurions pu prendre tout autre saint. Chaque Confrérie avait son « patron ». Saint Michel était celui des apothicaires de Bordeaux ; à Murat, c'étaient Saint Côme et Saint Damien ; ailleurs c'étaient Saint Luc ou Saint Nicolas, etc.

la salle, sur une estrade et devant une grande
table couverte d'un tapis vert, se tiennent quatre
de ces messieurs : ce sont les bayles, nommés au
vote lors de la séance qui suivit la dernière fête ; ce
sont eux qui sont chargés de la police de la communauté et qui ont la gérance des affaires. Au-dessus d'eux, adossée au mur, se dresse la bannière
de la corporation (1).

Pendant une longue heure, ces Messieurs
discutent des affaires du jour, des frais de la dernière
fête, des amendes de l'un ou de l'autre, des examens qu'ils ont fait passer aux aspirants, de l'achat
des médicaments, du jour où l'on fabriquera en
commun la thériaque, etc. Enfin, quand tous les
sujets sont épuisés, le jeune Antoine, qui jusque-là

---

(1) En 1629, sous le règne de Louis XIII, l'Hôtel-de-
Ville accorda aux apothicaires de Paris une bannière et un
blason. « Avons permis et permettons audit corps et communauté de marchands épiciers et apotiquaires d'icelle dicte ville,
d'avoir eu leur dit corps et communauté pour armoiries : couppé
d'azur et d'or, sur l'azur, à la main d'argent tenant des
balances d'or, et sur l'or deux nefs de gueulle flottantes aux
bannières de France, accompagnées de deux étoiles à cinq
poincts de gueulle avec la devise : *Lances et pondera ser-
vant*, et telles qu'elles sont cy-dessous emprainctes. Donné
le mercredi vingt septembre mil six cent vingt-neuf.

La bannière des apothicaires de Bordeaux était : d'azur
à un saint Michel d'or terrassant le diable de mesme, avec ces
mots latins autour : *Sanctus Michael pharmacopa eorum Bur-
digualinsium protector*.

A Murat, la bannière était : d'azur, un mortier d'or,
au chef d'argent, chargé d'une fleur de lys d'azur. (Voir le
résumé de l'Armorial général de France, de Hogier, publié
dans la *France médicale* 1905, N° 16 et 17).

était resté dans son coin silencieux et ennuyé, voit son père lui faire signe d'avancer devant les quatre bayles.

Le père Gombault présente alors son fils à l'Assemblée ; il dit à ses confrères qu'avec leur assentiment, il compte lui faire apprendre l'apothicairerie, pour l'avoir un jour comme successeur ; il espère que son fils, qui a été jusqu'ici bon sujet et travailleur, fera honneur à la Confrérie, et se montrera digne d'être plus tard compté parmi les maîtres.

Ces Messieurs félicitent d'abord le père de vouloir instruire son fils en le noble art de l'apothicairerie, puis ils font avancer le jeune homme et lui posent les questions d'usage. Son âge ? a-t-il fait de sérieuses études de grammaire ? sait-il bien lire le latin ?

Ses réponses ayant été affirmatives, un des quatre bayles se lève pour lui lire les charges et les devoirs d'un apprenti apothicaire.

L'apprenti devra faire un stage chez un apothicaire et passer avec lui un contrat devant notaire, pour une somme variant d'après le travail qu'il fera chez son patron. Cet apprentissage devra durer sept ans divisés en deux périodes : une période de trois ans d'*apprentissage* proprement dit, suivie de de quatre ans de *compagnonnage*. Il devra entière soumission et obéissance au patron chez lequel il sera entré. Il sera soumis à une règle de travail très sévère, et devra même avoir une conduite privée exemplaire, notamment ne pas se trouver dans les rues après 9 heures du soir. En revanche, son patron devra l'instruire, l'initier aux principes de l'apothicairerie, lui apprendre conscieusement son métier. Pendant les trois premières années d'apprentissage proprement dit, il n'aura, sous aucun prétexte, le droit de quitter son maître ; mais une fois compagnon, il pourra changer et même s'en aller dans une autre ville. si bon lui semble.

En même temps que cet exercice pratique, le jeune apprenti devra suivre les cours des maîtres apothicaires et des médecins, et étudier la botanique au Jardin des Plantes.

Toutefois, comme le jeune Gombault est fils de maître, la Confrérie l'autorise à ne faire que cinq ans d'apprentissage au lieu de sept, et à servir chez son père (1).

Enfin, on lève la séance, on sert la main du nouvel apprenti et tout le monde se retire.

Antoine Gombault fait, dès maintenant, partie de la Confrérie à titre d'apprenti apothicaire pour cinq ans. Comment va-t-il employer ces cinq années ?

______

(1) Il y avait à ce sujet d'énormes accommodements avec le ciel. Depuis Henri IV, on pouvait même être nommé apothicaire par volonté royale, aussi facilement qu'on est nommé aujourd'hui dans la Légion d'Honneur. Septembre 1597 : « Nonobstant les lettres de maîtrise qui pouvaient être accordées arbitrairement, à l'occasion des grands événements ou de grandes solennités, par les roys de France aux apothicaires, ce qui les dispensoit des examens et des épreuves ».

.*.

Antoine ne trouve pas les journées assez longues pour mener de front toutes ses études : apprendre l'apothicairerie dans l'officine de son père et suivre les cours de ses professeurs.

Levé à cinq heures, il passe la matinée à apprendre les noms et les propriétés des remèdes, à les triturer, les composer, sous l'œil vigilant de son père ; il sert les clients, exécute les ordonnances des médecins, fait les analyses d'urine, etc.

A midi, il se rend, au siège de l'Université, écouter un cours fait « tant aux apothicaires que compaignons serviteurs et apprentis en leur art et profession. »

Deux fois par semaine, il va écouter la lecture des livres d'apothicairerie faite par un docteur (1).

Il n'aurait garde de manquer ces cours ; d'abord parce qu'il veut s'instruire, ensuite parce qu'il lui faudrait payer cent sols tournois d'amende (2).

---

(1) Ordonnance de Louis XII : « Les apprentis apotiquaires oyront, un an durant, deux lectures chaque semaine, sur l'art d'apotiquairerie ; elles leur seront faites par un bon et notable docteur de la Faculté de Médecine qui à ce par elle sera députe ».

(2) « Pareillement enjoinct ladicte cour auxdicts chirurgiens, barbiers et apothicaires, leurs serviteurs et aprentis,

Souvent, l'après-midi, il se rend au « Jardin des Plantes (1) », examiner les plantes médicinales et écouter les leçons de botanique d'un des maîtres.

Puis il rentre bien vite chez son père, reprendre l'étude de son métier et mélanger consciencieusement dans un mortier le poivre noir, les myrrhes, l'encens, la réglisse, la cannelle, le pavot etc.

Et les cinq années passent rapidement. Peu à peu, le jeune Antoine est devenu fort en son art ;

de se trouver respectivement, chacun pour son regard, auxdictes lectures et heures susdictes, et y vacquer le plus soigneusement que faire se pourra ; et aux maistres, y envoyer, et faire aller leurs dicts serviteurs et aprentis, et de ne se servir d'aucuns serviteurs en leurs dicts arts et profession, qui n'assistent assiduellement aux dictes lectures : le tout, à peyne de cent sols tournois pour chacun des fault, et applicables aux paouvres de l'Hospital. (*Statuts de la Confrérie de Bordeaux*).

(1) Plusieurs grandes villes qui étaient le siège d'une université, Lille, Toulouse, Bordeaux, Tours, etc., avaient leur Jardin des Plantes. Voici des renseignements sur celui de Paris : Au seizième siècle, un épicier de Paris, Nicolas Hoül, fonde dans le quartier des Enfants-Rouges une maison de charité destinée à recueillir des orphelins « nés de légitime mariage, pour être éducés dans l'art de l'apothicairerie ». En 1576, un édit de Henri II consacra cette fondation qui, en 1578, fut transférée à l'hôpital de l'Oursine (aujourd'hui hôpital Broca) Des édits de 1624 et 1625 donnèrent l'administration de cette maison, appelée le Jardin des Apothicaires, au Collège des Apothicaires, qui le transféra rue de l'Arbalète (où l'école de pharmacie resta jusqu'en 1881). En 1635, Louis XIII y nomma trois médecins comme démonstrateurs pharmaceutiques. Enfin une déclaration royale du 25 avril 1777 convertit le Jardin des Apothicaires en Collège de Pharmacie.

son père lui a d'abord confié la confection de médicaments secondaires ; puis il lui a fait faire seul les
analyses d'urine ; enfin, maintenant il lui confie
la clef de l'armoire aux poisons et lui laisse tripoter
l'arsenic, le réalgar, le sublimé, etc.

Notre apprenti se sent capable de passer
ses examens ; il va demander de faire partie de la
Confrérie et prétendre à la maîtrise.

**
* *

Antoine Gombault ayant déposé sa de-
mande à la Confrérie, les bayles réunissent les maîtres pour leur faire prendre acte de cette présentation.

Cette formalité fait l'objet d'une première
séance et donne lieu au premier procès-verbal
conçu à peu près en ces termes :

« *La compagnie estant assemblée à la
resqueste d'Antoine Gombault, fils de Monsieur
Gombault nostre collègue, lequel nous a représanté
que despuis quelques années il s'est addonné à l'exercice de l'apothicairerie et désirait suivre les traces de
son père pour parvenir à la maistrise s'il en estoit
jugé capable, et que pour cet affaict il nous demandait acte de sa présentation que nous luy aurions
accordé le dict jour que desus.* »

Mais justement cette année le père Gombault est un des quatre bayles. Il s'empresse alors
de donner sa démission, selon les statuts de la com-

pagnie (1). Seconde séance et second procès-verbal :

« *A esté représanté par Monsieur Gombault, baylle, qu'estant dans le désir de présanter son fils à la compagnie et que ne pouvant prandre les ordres de luy en qualité de père, il estoit nécessaire de nommer un des autres maîtres à la place, afin que son fils prit les ordres de luy, et, aprés délibération faicte, a esté résolu par toute la compagnie que Monsieur... tiendrait son lieu et place pour ce subir et seulement et que son fils prandroit les ordres d'icelluy et suivroit son sentiment.* »

Enfin le jeune candidat demande à ce que l'on veuille bien procéder à une enquête sur sa vie et ses mœurs, et lui en fixer le terme. Cette enquête lui est accordée dans un nouveau procès-verbal :

« *La compagnie estant assemblée à la requeste de Antoine Gombault, aspirant à la maistrise, lequel nous a représanté que la compagnie luy ayant accordé le jour de sa présentation, il la supplie de luy accorder celluy de l'anqueste de sa vie et mœurs, à quoy elle auroit acquiesé et sur la déclarasion que Monsieur Gombault, son père, a faict qu'il désiroit qu'il fust receu en qualité de fils de maistre jouissant de privilège, il luy a esté indiqué jour dans deux mois à l'usage de la compagnie.* »

L'enquête dura deux mois ; elle aurait bien

---

(1) Si le candidat était fils de maistre et que son père fut bayle, celui-ci devait se faire remplacer pour cette circonstance.

pu en durer cinq ou six, si le jeune Gombault n'avait
pas été fils de maître. Pendant ce temps, Antoine
se présenta tous les quinze jours chez les membres
de la communauté. Il fut mis en relation avec ses
futurs collègues qui se rendirent compte de sa
moralité, apprécièrent ses qualités et ses défauts.

Enfin on clôtura l'enquête et on fixa le
jour des examens par un nouveau procès-verbal :

« *La compagnie estant assemblée à la requeste de Antoine Gombault, pour procéder à l'apro-
bation de ses vie et mœurs, ce que la compagnie lui
aurait accordé après avoir veu la déclaration de Monsieur le curé de... (1) de l'exercice de la religion
catholique, apostolique et romaine, lequel auroit
demandé le jour de son examen que la compagnie lui
auroit accordé suivant sa demande au 26ᵉ du présent
mois.* »

Le jeune Gombault va donc passer ses
examens et il n'est pas très rassuré. Quoique ayant
conscieusement travaillé, quoique ayant été préparé
à fond par son père, il sait combien les examens
reposent sur le hasard, il connaît de ses amis qui
ont été refusés et qui ne le méritaient pas, et il ne
voit pas venir sans crainte la date terrible de ces
trois séances.

Car il a trois examens à passer (2). Un pre-

---

(1) Un édit avait interdit aux protestants d'être reçus
apothicaires.

(2) Ordonnance de François Iᵉʳ.

mier, purement théorique, durant trois heures, devant deux médecins, les quatre bayles et neuf autres maîtres choisis par les bayles. Il doit répondre sur *l'efficace de certains livres appartenant à l'art de l'apothicaire*.

Puis il subit une seconde épreuve que l'on appelle l'*acte aux herbes*, où il doit reconnaître et commenter différentes plantes médicinales qu'on lui présente.

Comme le jeune Antoine satisfait à ces deux premières épreuves, ses maîtres lui délivre le certificat suivant :

« *La compagnie estant assemblée à la requeste de Antoine Gombault, fils de Monsieur Gombault nostre collègue, pour l'examen d'icelluy à quoy ayant satisfait, toute la compagnie, d'un commun accord, a convenu qu'icelluy Gombault serait receu à faire son chef-d'œuvre dans le temps qu'il luy serait prescript par les bayles.* »

Enfin il passe l'épreuve du chef-d'œuvre, qui consiste en la préparation de quatre médicaments longs et minutieux, et dont voici le procès-verbal :

» *Nous avons nommé d'une unanime voix le sieur..., premier sindic, lequel a donné à l'aspirant, le sieur Gombault, pour son premier chef-d'œuvre, la confection d'Hyacinthe, pour second sindic Monsieur... qui luy a désigné pour son second chef-d'œuvre le catholicum fin, pour le troisième sindic le sieur... qui a donné au dict aspirant l'emplâtre divine pour troisième chef-d'œuvre, enfin pour quatrième syndic le sieur... pour son quatrième et dernier chef-d'œuvre lui a donné l'onguent apostolorum.* »

Cette grande épreuve donne à Antoine Gombault l'accès à la maîtrise. Dorénavant, il est apothicaire, il ne lui reste qu'à accomplir certaines formalités légales pour avoir le droit d'ouvrir une officine.

*
* *

Aussitôt après les examens, le père et le fils Gombault sont allés chez leur notaire. Devant ce magistrat, le père s'est démis en faveur de son fils : il consent à ne plus tenir boutique ouverte et à n'être dorénavant que maître honoraire de la Confrérie.

Enfin le jour fixé pour la réception officielle d'Antoine est arrivé. La Confrérie se réunit en séance solennelle. Après avoir félicité chaudement leur nouveau collègue, celui-ci paie ses droits de maîtrise (1) ; puis un des bayles lui lit les statuts de la Confrérie afin qu'il connaisse ses droits et ses devoirs.

C'est alors que, la main droite tendue

---

(1) Depuis 1638, les droits de réception étaient de 30 livres dans les villes où était une cour supérieure, de 20 livres dans les villes où il y avait baillage, présidial ou sénéchaussée, 15 livres dans les autres villes.

sur un énorme évangile, le nouveau maître prononce le serment suivant:

Je jure et promets devant Dieu, auteur et créateur de toutes choses, unique en essence et distingué en trois personnes éternellement bien heureuses, que j'observerai de point en point tous les articles suivants : Et premièrement je jure et promets de vivre en la foi chrétienne.

Item. — D'aimer et d'honorer mes parents le mieux qu'il me sera possible.

Item. — D'honorer, respecter et faire servir en tant qu'en moi sera, non seulement aux docteurs médecins qui m'auront instruit en la connaissance des préceptes de la pharmacie, et aussi à mes précepteurs et maîtres pharmaciens, sous lesquels j'aurais appris le métier.

Item. — De ne médire d'aucun de mes anciens docteurs, maîtres pharmaciens ou autres qu'ils soient.

Item. — De rapporter tout ce qui me sera possible pour l'honneur, la gloire, l'ornement et la majesté de la Médecine.

Item. — De n'enseigner aux idiots et ingrats les secrets et raretés d'icelle.

Item. — De ne rien faire témérairement sans avis des médecins ou sous l'espérance de lucre tout seulement.

Item. — De ne donner aucun médicament, purgation, aux malades affligés de quelques maladies, que premièrement je n'aie pris le conseil de quelque docte médecin.

Item. — De ne toucher aucunement aux parties honteuses et défendues des femmes que ce ne soit par grande nécessité ; c'est-à-dire lorsqu'il sera question d'appliquer dessus quelques remèdes.

Item. — De ne découvrir à personne le secret qu'on aura commis.

Item. — De ne donner jamais à boire aucune sorte de poison à personne et de ne conseiller jamais à aucun d'en donner non pas même à ses plus grands ennemis.

Item. — De ne donner jamais à boire aucune potion abortive.

Item. — De n'essayer jamais de faire sortir du ventre de la mère le fruit, de quelque façon que ce soit, que ce ne soit par l'avis du médecin.

Item. — D'exécuter de point en point les ordonnances des médecins, sans y ajouter ou diminuer, en tant qu'elles seront faites selon l'art.

Item. — De ne me servir jamais d'aucun succédané ou substitut, sans le conseil de quelqu'autre plus docte que moi.

Item. — De désavouer et fuire comme la peste la façon de pratique scandaleuse et totalement pernicieuse de laquelle se servent aujourd'hui les charlatans, les empiriques et souffleurs d'alchimie, à la grande honte des magistrats qui les tolèrent.

Item. — De donner aide et secours indif-

féremment à tous ceux qui m'emploieront et finalement de ne tenir aucune mauvaise et vieille drogue dans ma boutique (1).

Le Seigneur me bénisse tant que j'observerai ces choses !

Ce serment prononcé, le nouveau maitre a
rempli toutes les formalités. La compagnie le re-
çoit officiellement et dresse le procès-verbal suivant :

*« Aujourd'huy... la Compagnie estant
assemblée dans la chapelle de... lieu accoutumé de
nos assemblées, s'est présenté le sieur Antoine Gombault, lequel aiant fait examen et chef-d'œuvre porté
par les règlemens et arrêt confirmatif et y aiant autrement satisfait ensemble à l'estatut en tous les points,
aiant fait lecture de ses lettres de prestation de serment, pour la réception à la maîtrise, la Compagnie
l'auroit receu et luy auaoit donné place parmi elle. »*

Dès lors, Antoine Gombault est membre de
la corporation ; il a voix délibérative, il est éligible
aux diverses fonctions, il a le droit d'exercer son
art, de lever boutique (2).

---

(1) Un jugement du parlement de Dijon, juillet 1599,
condamna un apothicaire qui avait parlé d'une maladie honteuse
d'un client.

(2) Les pharmacies étaient inspectées au moins une fois
par an, par un docteur et une délégation de maîtres.

*
* *

Comme la boutique du père Gombault se trouve dans un quartier un peu hors de la ville, et que les meubles commencent à être un peu vieux, Antoine décide de monter une nouvelle officine et de se meubler entièrement de neuf.

Dans la pièce principale, donnant sur la rue, il fait mettre un grand comptoir fermant à clef, un second petit comptoir pour servir les drogues aux clients. Deux tables recouvertes de tapis verts, des pieds de bois pour supporter des plantes vertes, deux ou trois chaises et un grand banc de chêne a dossier pour que les clients puissent attendre patiemment.

Il met sur une des tables deux plaques de marbre et une pierre à broyer pour préparer ses tablettes et ses pilules ; sur l'autre, il met une paire de balances volantes, une paire de petites balances de deux onces, et deux petits mortiers.

Tout le long des murs, il place sur des étagères :

171 boîtes pour les drogueries et les fleurs.

47 chevrottes ancées et vernissées pour mettre du sirop.

26 pots longs vernissés pour mettre d'autres compositions.

24 pots de terre pour mettre des conserves.

11 petits pots vernissés pour mettre les pilules.

7 petites boîtes de plomb pour mettre également des pilules.

13 pots de terre pour mettre des poudres.

17 boîtes rouges et blanches pour mettre les pierreries et les tablettes.

24 pots verts longs pour mettre les onguents.

15 chevrottes vertes,
21 pots blancs vernissés, } pour mettre les huiles.
23 autres pots,

6 petits pots de terre couverts d'étain pour mettre les eaux cordialles.

1 grand pot de verre bleu couvert d'étain pour mettre les eaux de la boutique.

Dans son laboratoire il met :

1 grand mortier de métal enchassé dans un loppin de bois pour piler les épices avec un pilon de fer.

1 mortier moyen en métal avec un petit pilon.

1 mortier de marbre avec deux pilons de bois.

4 poyllons d'étain.

2 bassines de cuivre.

2 grandes bassines pour les emplâtres.

15 spatules de fer.

1 râpe.

5 tamis.

3 paires de grandes balances.

1 pressoir à vis.

1 grande bassine avec sa cuiller en fer et son trépied en fer pour travailler la cire.

2 rouets de bois pour faire la bougie.

1 rodet avec son échelle de corde pour faire les chandelles.

1 alambic de cuivre pour distiller l'eau-de-vie.

Dans une pièce séparée il place sa bibliothèque composée d'une soixantaine de volumes, parmi lesquels se trouvent : La *Pharmacopée* de Prévost de Tours, l'*Antidotaire* de Nicolas, la *Pharmacopée* de Valerius Cadus, le *Methodus médicamenta componendi* et le *De Medicamentorum simplicium preparatione mixtionis modo* de Jacques Dubois, l'ouvrage des *Métaux* de Perez de Vargas, la *Pharmacopée universelle* et le *Dictionnaire des drogues simples* de Lémery, le *Codex Parisiensis* de 1639, la *Pharmacopœa Burdigalinsis* de 1643, le *Codex* de Londres 1618, d'Amsterdam 1636, de Lille 1640, etc., etc.

Ceci fait, Antoine Gombault achète les drogues dont il a besoin ; et il tient à ce que sa boutique soit bien achalandée. Il va chercher les plantes médicinales lui-même, ou les achète aux paysans qui les cueillent ; il fait venir de Hollande les épiceries : poivres, cannelle, girofle, muscade, et les drogueries : assa-foetida, cachou, cassiatina, jalap, mani-

quette, mercure doux, quinquina, sublimé, argent
vif, ambre gris, alun, amidon, arsenic, azur commun, borax, brun rouge, bois de santal moulu,
bois de campêche et de Sainte-Marthe, cire jaune,
colle de poisson, cochenille, garance, litharge,
minium, rocou, safran ; ou bien encore le baume
du Pérou, le camphre, le casse, le capillaire, les
citrons, le gimgembre, le thé, la vanille, le cho-
colat, le sucre, le bois de gaïac, etc., etc.

Il s'empresse de mettre sous clef l'arsenic,
le réalgar, le sublimé et les autres poisons, comme
l'oblige une ordonnance récente (1).

Enfin il achète les outils vraiment indispen-
sables à tout apothicaire : trois seringues d'étain ser-
vant à bailler clistères, deux grandes et une petite
avec leurs étuis de cuir noir. Il sait bien que ce n'est
pas là le beau côté de son métier ; il se rend compte
qu'il est un peu ridicule dans cet exercice ; il comprend les sourires ironiques des passants lorsqu'il
s'en va administrer un clistère à domicile ; mais
pourtant, il est bien obligé d'en passer par là, ses
clients ne pouvant réellement pas prendre un clistère seuls, avec une de ces énormes seringues.

---

(1) En juillet 1682, Louis XIV défendit aux apothicaires
de vendre l'arsenic, le réalgar, le sublimé et les autres poisons,
sauf à des personnes connues, ayant un domicile connu et
qui mettaient leur nom et ce qu'elles voulaient faire du médicament sur un registre paraphé du lieutenant de police.

13.

* *

C'est alors qu'Antoine Gombault s'assoie tranquillement derrière son comptoir et attend patiemment les clients. Ils ne tardent pas à venir, les clients ! Le métier est bon, très bon : Tout le monde se purge, tout le monde se drogue, et à l'exemple du roi tout le monde prend des lavements.

Si bien qu'à la fin de l'année, ce brave Gombault peut envoyer à ses clients une suite de notes dont le montant remplira bien vite ses tiroirs et dont voici deux spécimens.

Monsieur le Président doit depuis sa partie payée du 11 août :

	liv.	sols
Pour Madamoiselle sa fille ung clistère de lait..........................	0	15
Plus du 13 du même mois pour Monsieur le petit enfant ung clistère de lait	0	15
Plus une fiolle siropt de limon tenant 4 onces...........................	1	00
Plus du 16 du même mois réitéré le même clistère pour l'enfant..........	0	15
Plus pour Madamoiselle sa fille réitéré le clistère que dessus...........	0	15
Plus du 3 septembre pour Madamoiselle sa fille une apozeme laxative avecques rhubarbe pour 7 prinses..........	3	00

liv. sols

Plus du 15 pour Madame ung bolus cordiall comp. de confection alkermes et thériaque...........................   1   10

Plus du 23 prent le cocher demy l. orpimant................................   0   15

Plus euphorbe 4 on.   0   13

Plus cantarides 2 on   0   12

Plus verdet 4 on...............   0   10

Plus populeum 1 l.............   1   12

Plus du 29 du même mois pour Madame une prinse pillules composées et dorées   0   18

Plus du même jour une fomentation composée de plusieurs herbes, fleurs et poudres aromatiques pour appliquer sur la partie affectée......................   2   10

Plus du 1er octobre pour Madame un clistère laxatif....................   0   15

Plus du 3 du même mois une fiole sirop de absinthe tenant 1 on..........   0   04

Plus du 16 pour la nourrice ung bolus de thériaque   1   05

. . . .

Plus du 19 novembre ung onguant composé de plus ascongues aveques poudres aromatiques pour appliquer sur la rate..............................   1   05

Plus du 1er décembre 1 on. huiles amandes douces tiré sans feu..........   0   10

liv. sols

Plus du 11 du même mois pour la garce de Madame nomée Louisse pour tablettes purgatives...................... 0 10

Plus du 1er janvier pour canette eau de rose pour les baptisailles de l'enfant de sa garce........................ 0 08

. . . .

Plus du 29 août pour faire une eau distillée aveques alambic de verre : 4 on. huiles d'amendes douces tiré sans feu. 1 15

Plus 8 on. semances froides.... 0 16

Plus 1 on. camphre........... 0 15

Plus 1 on. borax fin.......... 1 10

Plus 1 on. sucre candie........ 0 03

Plus demy on. alun de glas..... 0 06

Plus pour les herbes qui entrent dedans ladite eau...................... 0 15

Plus pour la façon de lad. eau, etc. 1 10

. . . .

Voici une seconde note :

Monsieur le chevalier de la Tresne doit du 5 mai :

Pour Monsieur, livré à son valet de chambre 12 prises, pillules composées avec la cascarille, le saffran de Mars et le sirop d'absinthe..................... 3 0

Du 8 une médecine avec la manne, le catholicum fin et le sel végétal........ 2 0

liv. sols

Du 11 trois prises saffran de Mars apéritif..   o   6

Du 17 pour emporter en campagne une fiole contenant : Deux gros rhubarbe en poudre............................   1   10

Plus trente prises de saffran de Mars apéritif........................   3   oo

Plus trente prises cascarille.....   3   o

Plus une fiole contenant sirop d'absinthe deux onces...................   1   o

Du 19 une once moelle de caste en deux paquets   1   o

. . . .

Du 11 février, demy once moelle de Casse................................   o   10

Du 11 la casse réitérée..........   o   10

Du 16 une once fleur de guimauve   o   o6

Du 13 may 8 prises corail rouge préparé ....   o   16

Du 20 septembre une médecine composée avec la rhubarbe, la mauve, le sel végétal et le sirop de roses pâles.....   2   o

Plus un gros diascordium......   o   5

Du 30, 3 gros, casse cuite.......   o   8

. . . .

Antoine Gombault est enchanté. La boutique est avantageusement connue ; il est bien vu de tous ses confrères, il a même été nomme bayle depuis un an. Il s'est marié, il a deux filles et un fils et il rêve déjà de faire de son fils son successeur. En attendant, il postule la place d'apothicaire royal (1).

*
* *

Mais voici venir la Saint-Michel ; la confrérie s'apprête à fêter dignement ce saint. Personne ne songerait à manquer à la fête et Gombault moins que tout autre. Il connaît en effet les statuts : « *Seront tenus les confrères de la dite confrérie de faire dire la veille de l'apparition Saint-Michel en mai eu l'honneur de Dieu, de la Glorieuse Vierge et de Saint Michel, vespres hautes, avec les Orgues et chantres, le plus honorablement que faire se pourra ; et le lendemain jour de Saint-Michel la Messe et Vespres.* »

« *Les dits confrères seront tenus à assister tant aux premières vespres que à la messe qui se célébrera le jour de la feste, et aux vespres du dit jour, et le lendemain de la fête, à la messe qui se dira pour le repos des âmes des confrères décédez dans la dite église, sous peine de vingt sols tournois, applicables à la dite confrérie, en cas qu'il s'absente sans excuse légitime* ».

---

(1) Les apothicaires royaux avaient un certain nombre de privilèges et de charges réglés par le roi. Ils ne pouvaient être examinés que par les médecins de la famille royale ; ils avaient la préférence sur les drogues arrivant et allaient choisir les meilleurs pour l'usage du roi et des princes.

Cette année, étant bayle Gombault tient à ce que la fête ait un éclat inaccoutumé. Le programme en est légèrement changé mais pour l'embellir. Dès la veille, le son des cloches annonce la fête et recommence le lendemain de très bonne heure. A cet appel, les membres de la confrérie et leurs femmes prennent place dans l'église admirablement décorée pour la circonstance. Sur un grand piédestal, Gombault a fait placer la statue de saint Michel et la bannière de la confrérie.

Une grand'messe avec orgues est alors célébrée. Un prédicateur en renom prononce le panégyrique du saint (1).

La messe fut suivie d'une procession magnifique. En tête marchait Antoine Gombault portant la bannière; derrière lui venaient les trois autres bayles, portant la statue de saint Michel sur un brancard et entourés des autres confrères. Les femmes des apothicaires portaient des oriflammes et d'autres insignes. Le clergé fermait la marche.

---

(1) Dans certaines villes du Centre, et notamment en Auvergne, avait lieu, après l'allocution, une coutume qu'on appelait le *reinage*. C'était une quête pour la Confrérie, quête spéciale et mise sous une forme très originale. Le prêtre annonçait qu'il allait procéder au reinage et criait : « A combien le premier roi ? » Aussitôt la lutte commençait et les apothicaires se disputaient, à coups de sols et de livres, cette royauté de circonstance, qui était adjugée au plus fort et dernier enchérisseur. (Voir les détails dans E. Cheylud : les *Anciennes corporations de Médecins, Chirurgiens et Apothicaires de Murat* ».

Sur tout le parcours, des chants religieux et la musique se firent entendre. Puis la procession revint à l'église où un salut solennel clôtura la cérémonie.

Le soir, il y eut un grand feu de joie autour duquel les jeunes gens et les jeunes filles dansèrent jusqu'au jour.

Antoine Gombault rentra chez lui. Il se sentait fier et tranquille. Il pouvait l'être. Le présent était splendide, l'avenir était assuré. Il savait que s'il venait à mourir, ses confrères se réuniraient une fois par an en une messe pour le repos de son âme et assisteraient tous les lundis à une messe des morts.

Il savait aussi que sa veuve aurait le droit de conserver la boutique ouverte sous la direction de deux maîtres jusqu'à ce que son fils fut devenu apothicaire (1).

-----

(1) Et advenant que quelqu'un desdits Maistres allât de vie à trépas sans enfants, qu'il délaissât sa femme seule, icelle pourra tenir boutique de son mary, en ayant un serviteur ou facteur, fera le serment de tenir ladite boutique et exercer son art fidellement et appeler les Bayles toutes les fois et quantes qu'il voudra dispenser les compositions cy-dessus énoncées, tout autant que ladite veuve restera en viduité et vivra chastement et non autrement ; et si elle étoit trouvée mal vivre et de mauvaise renommée dans son voisinage, sera ladite boutique fermée, sans que ledit facteur ou serviteur la puisse tenir : comme aussi ladite veuve sera obligée, pour tenir ladite boutique de feu son mary de rester dans la maison où la boutique sera tenue, sans pouvoir transférer son privilège.

Item, s'il arrivoit que le Maistre décédé laissa plusieurs

Il savait aussi que, si son fils ne voulait pas prendre le même métier, les bayles s'occuperaient de ses affaires jusqu'à ce qu'une de ses filles soit mariée avec un apothicaire (1).

---

enfans mâles mineurs, les quatre Bayles seront tenus leur bailler un facteur ou serviteur expert, et par eux approuvé pour tenir la boutique de leurdit gré, les tuteurs et curateurs parens et amis desdits mineurs appelez, lequel facteur ou serviteur tiendra ladite boutique jusqu'à ce que l'aîné desdits enfans aye l'âge de seize ans, après lequel ledit aîné sera requis et interpellé s'il veut être Apoticaire, et, s'il le veut être, sera obligé de faire deux ans d'apprentissage et ensuite servir en bonnes et suffisantes boutiques de Pharmacie, tant en cette ville qu'autres villes du Royaume pendant trois ans ; après lequel temps, s'il veut se faire recevoir Maistre, il subira un examen et fera un chef-d'œuvre, selon les formes ordinaires, et donnera deux écus d'or, moitié au Roy et moitié à la Confrérie ; et si l'aîné desdits enfans ne vouloit être dudit art, faudroit son acquis au second, et ainsi des autres, jusques au dernier desdits enfans mâles, lequel pourra tenir la boutique de son dit feu père ; et seront lesdits enfans préférez selon l'ordre de Primogéniture. (*Statuts de la Confrérie de Bordeaux*, avril 1693).

(1) Et il advenoit que quelque Maistre vint à mourir ne laissant que des filles à marier, les Bayles avec les tuteurs, curateurs, parens et amis desdites filles, seront tenus leur bailler un serviteur ou facteur expert, et par eux approuvé, lequel fera le serment de tenir la boutique de leur feu père, jusques à ce que l'aînée aye atteint l'âge de seize ans, auquel temps elle sera interpellée si elle veut se servir dudit droit de tenir ladite boutique, et, si elle veut s'en servir, les autres en seront exemptées ; et en cas qu'elle se marie avec une personne dudit art, son mary sera reçu en subissant l'examen et faisant deux chefs-d'œuvres, et donnera deux écus d'or, moitié au Roy et moitié à la Confrérie ; et si l'aînée ne vouloit pas se servir dudit droit de tenir la boutique de feu son père, celle qui viendra immédiatement après elle pourra s'en

Décidément, l'apothicairerie était un bon métier et son père avait bien fait de le guider dans cette voie?

---

servir et ainsi des autres, suivant l'ordre de Primogéniture, comme il a été dit à l'égard des enfans mâles ; et lorsqu'une desdites filles aura jouy dudit privilège, et aura déclaré s'en vouloir servir, les autres n'y pourront plus prétendre. (*Statuts de la Confrérie de Bordeaux*, avril 1693).

De quoi est mort Mozart?

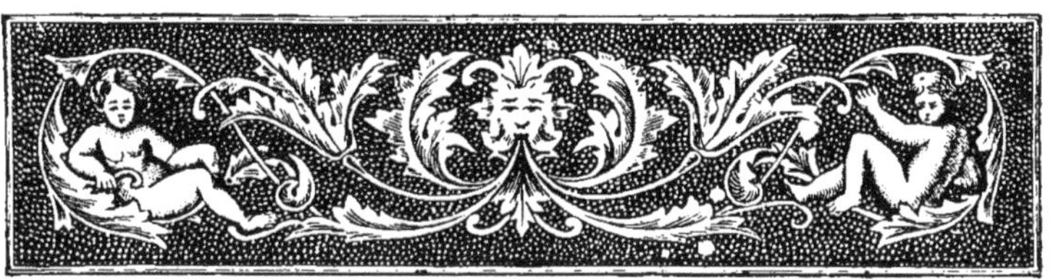

DE QUOI EST MORT MOZART?

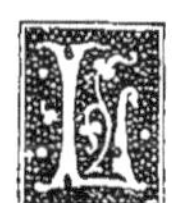E 5 décembre 1791, Wolfgang-Amédée Mozart mourût à Vienne dans sa 36ᵉ année.

L'auteur de *Don Juan* et des *Noces de Figaro* s'éteignit dans les bras de sa femme, entouré de quelques rares amis, dans le dénûment le plus complet, après quinze jours d'une agonie épouvantable.

Quelques temps avant sa mort, Mozart croyait fermement qu'il mourait empoisonné. « *Ecoute-moi*, disait-il à sa femme Constance Weber, *j'en suis sûr maintenant et je n'ai plus aucun doute, une main perfide m'a versé le poison* ». Cette idée n'était que le rêve d'une imagination en délire ; et, dans ses derniers moments, Mozart finit par déclarer que ces idées d'empoisonnement étaient des fantômes de son esprit.

Malheureusement le bruit de cet attentat s'était déjà répandu dans Vienne et avait rencontré plus de croyants que d'incrédules. Mozart avait été toute sa vie en lutte contre un si grand nombre de rivaux, que tout le monde crût qu'il mourait victime de leur jalousie. Longtemps après sa mort cette version subsista ; les journaux en parlèrent, allèrent jusqu'à désigner les coupables et soutinrent que l'assassin de Mozart était son rival le plus acharné, celui qui avait monté si haineusement la cabale contre les *Noces de Figaro*, le grand musicien Saliéri.

Ce compositeur avait en effet laissé échapper une phrase imprudente : « Si cet homme avait vécu on ne nous eût plus donné bientôt un morceau de pain de nos ouvrages ».

Pourtant Saliéri n'avait rien à craindre de Mozart et le vieil adage *Is fecit cui prodest* aurait dû suffir pour faire tomber d'un seul coup cette accusation. Maître de la chapelle impériale, l'homme qui voyait ses opéras *Les Danaïdes* et *Tarare* empêcher au théâtre de Vienne les représentations de *Don Juan*, Saliéri n'avait guère à redouter ce pauvre Mozart qui, comme tous les vrais génies, comme après lui Beethoven, en était reduit à postuler des places gratuites auprès de la municipalité de Vienne, et à lasser, par de trop fréquents emprunts, son bienfaiteur Puchberg.

Saliéri repoussa cette abominable accusation avec une juste et légitime horreur, et, protesta par sa présence à l'enterrement de Mozart, contre les calomnies dont on l'accablait, calomnies qui tourmentèrent toutefois ses derniers jours et lui firent expier bien durement les intrigues misérables qu'il avait ourdies contre l'auteur de *Don Juan*.

**
* **

Il faut écarter également l'étrange diagnostic que l'on trouve dans les actes de décès de Mozart.

« Le 5 décembre, le sieur Wolfgang-Amédée Mozart, maître de chapelle, compositeur de la chambre impériale et royale, demeurant au Petit-Kaiserhaus n° 970 dans la Rauhensteingasse est décédé *à la suite d'une fièvre cérébrale*, à l'âge de 36 ans. »

Le même diagnostic se retrouve dans cette note des registres de la cathédrale de Saint-Etienne donnant le détail des frais des funérailles du grand homme :

6 décembre 1791. — le sieur Wolfgang-Amédée Mozart, maître de chapelle, compositeur impérial et royal, demeurant Rauhensteingasse dans le petit Kaiserhaus n° 970, *mort d'une fièvre cérébrale* à l'âge de 36 ans. Enterré au cimetière de Saint-Marc — 3ᵉ classe 8 florins 56 kreutzers — Corbillard 3 florins.

Ce deuxième libellé a certainement été copié sur le certificat de l'état civil. Mais qui a pu dicter au scribe de l'état civil de Vienne un si étrange diagnostic ?? Nous voulons voir là, un diagnostic quelconque, mis au hasard de la plume, pour ne pas inscrire le motif que l'on croyait vrai alors et qui se disait partout: l'empoisonnement.

*

Aujourd'hui si l'on ouvre une biographie quelconque de Mozart, ou si l'on feuillette un dictionnaire à son nom, on lit irrévocablement ces lots: « Mozart mort à 36 ans, miné par la phtisie ».

D'où vient donc cette idée de tuberculose ? Existe-t-il dans la vie de Mozart quelque chose qui peut faire croire à de la tuberculose ; et lui qui avait, il est vrai, si peu le temps de se plaindre, et qui garda toujours dans ses plus grands malheurs une force de caractère inouïe et une gaieté communicative, a-t-il accusé quelquefois des symptômes qui pourraient faire croire à de la tuberculose ? Nous ne le pensons pas, et c'est ce que nous allons nous efforcer de prouver.

Examinons donc la vie de Mozart au point de vue pathologique.

Mozart descendait d'une famille d'artisans, fixée depuis longtemps dans la ville d'Augsbourg et exerçant de père en fils la profession de relieur. Son grand-père, Jean-George Mozart, eut cinq enfants qui vécurent tous longtemps, faisant souche et dont les descendants vivent encore à Augsbourg.

Le plus jeune de ces cinq enfants, Léopold,

le père de Mozart, figure extrêmement intéressante
et curieuse, est le type parfait de toute cette famille
de gens honnêtes, solidement bâtis, resplendissant
de santé, aux goûts simples, à la vie régulière, d'une
piété ardente et d'une sobriété toute luthérienne.

Malgré une vie extrêmement fatigante,
presque nomade pendant la jeunesse de ses enfants, malgré un travail acharné, des charges de
famille énormes, et une situation de fortune extrêmement précaire, (la charge de musicien de la chapelle du prince-évêque de Salzbourg rapportant très
peu), Léopold Mozart vécut jusqu'à plus de 70 ans
et sa première maladie fut celle qui l'emporta le
28 mai 1787.

Il avait épousé en 1747 Anne-Marie Pert-
lin, fille de l'économe d'un hospice de Salzbourg,
brave et digne femme d'une grande beauté, mais
dont la santé ne semble pas en rapport avec celle
de son mari.

En effet, sur sept enfants que la mère de
Mozart met au monde, cinq meurent avant d'atteindre leur six mois. Seuls, une fille Marianne et un
fils Wolfgang, se cramponnent solidement à la
vie. Et encore Wolfgang, en naissant le 27 janvier 1756, faillit-il coûter la vie à sa mère !

Pourquoi et de quoi sont morts ces cinq
enfants. Mystère ! Victor Wilder, le meilleur bio-
graphe de Mozart, s'exprime ainsi : « On eût dit
que la nature pour former une intelligence si rare
et si merveilleuse, eut besoin de s'y reprendre à

plusieurs fois et brisât de dépit ses modèles avortés».

Il est vrai que le seul modèle que la nature ait conservé avec celui de Wolfgang, était sa sœur Marianne, et franchement la sœur devait être digne de son frère.

Nous croyons plutôt qu'il faut incriminer la santé de la mère pour expliquer la disparition hâtive de ces cinq bébés.

Malheureusement nous ne savons pas grand chose sur la maladie dont est atteinte la mère de Mozart. Après un premier voyage à Vienne où elle accompagne son mari et ses enfants en 1761, un voyage à Paris et à Londres en 1763, et un second voyage à Vienne en 1767, elle est obligée de rester à Salzbourg pendant que son mari et son fils font une tournée triomphale en Italie, les privant ainsi de la présence de la jeune Marianne qui pourtant tenait bien sa place et jouait admirablement du clavecin.

Dix ans plus tard, en 1777, Mozart donne sa démission de musicien du prince-évêque de Salzbourg et veut partir pour Munich, Augsbourg, Mannheim et Paris. Mais, comme le prince menace de retrancher le traitement du père Mozart si celui-ci s'absente encore, c'est la mère qui est obligée d'accompagner son enfant. La séparation fut cruelle. Le malheureux Léopold Mozart, connaissant la santé de sa femme, avait probablement un pressentiment ; une voix secrète lui criait qu'il ne reverrait plus sa compagne dévouée.

Paris devait être en effet funeste à la mère de Mozart. Elle s'installe dans une petite chambre sombre et sans air de la rue Gros-Chenèt et y reste enfermée, pendant que son fils bat le pavé toute la journée pour donner ses leçons.

Nous laissons ici la parole à Victor Wilder. « Elle s'était toujours fait remarquer par un peu d'embonpoint que l'âge et la vie sédentaire avaient encore développé ; cette opulence de formes lui alourdissait le sang et la rendait sujette à de petites attaques qu'elle combattait par des saignées assez fréquentes et des remèdes de bonnes femmes. Dans une rue mal aérée, dans une chambre étroite et malsaine, sans exercice et sans distractions, ces dispositions fâcheuses ne pouvaient que s'aggraver... Elle avait déjà été sérieusement indisposée dans le courant du mois de mai... vers le milieu du mois de juin, par une température sénégalienne, à laquelle son tempérament était peu fait, elle ressentit les premiers symptômes de son mal ordinaire : le 19 elle fut obligée de se mettre au lit. Le lendemain elle se plaignit de frissons, eut recours à sa pharmacie de famille, se fit soigner par un frater mais refusa obstinément de voir un médecin que son fils alarmé voulait absolument lui envoyer. « Elle n'avait pas confiance dans la Faculté française ».

Wolfgang découvre un praticien allemand, un vieux bonhomme dont la nationalité est authentique mais dont le savoir était bien au-dessous de cette Faculté française que la malade dédaignait tant. Cet éminent praticien examine la malade, hoche la tête et, comme elle se plaint d'une soif intolérable, lui prescrit de la rhubarbe et du vin.

Wolfgang s'inquiète, et fait l'observation que le vin échauffe. Le docteur lui répond vertement que le vin fortifie et que l'eau seule échauffe le sang.

Enfin, malgré les soins d'un autre docteur envoyé par M. Grimon, la femme du maître de chapelle de Salzbourg s'éteint doucement dans les bras de son fils, le 3 juillet 1778, à l'âge de 57 ans.

Attaque? Maladie de cœur? Néphrite? Autant de point d'interrogations. Nous opinons pour la maladie de cœur.

Un mot maintenant sur la sœur de Mozart. Peu de chose à en dire. Malgré une fièvre typhoïde en 1765, la petite vérole en 1767 et une anémie assez forte en 1780 à la suite d'une peine de cœur, Marianne Mozart, mariée en 1785 au baron de Sonnenbourg, vécut jusqu'à un âge très avancé et mourut à Salzbourg à 80 ans, le 29 octobre 1829.

Donc au point de vue de l'hérédité, Mozart n'a pas de tuberculeux dans sa famille. Tous ses parents ou ses ancêtres sont de solides gaillards ; seule sa mère, en le mettant au monde, avait pu faire de lui un candidat à la tuberculose.

* *

Attaquons donc l'observation personnelle de Mozart et voyons si, dès son jeune âge, il était réellement predisposé à la phtisie.

Quand on se rappelle l'étonnante précosité de Mozart, quand on songe qu'il jouait du clavecin à 3 ans, accompagnait des quators et composait des concertos à 5 ans ; qu'il entreprit sa première tournée de concerts à Vienne à 6 ans, on est tenté de croire que son organisme n'était qu'un cerveau dans un corps frêle, réchétif, souffreteux.

Il n'en est rien ; on peut facilement s'en rendre compte en contemplant le premier portrait de Mozart fait à Vienne en 1762, et actuellement au Mozarteum de Salzbourg. Dans ce portrait Mozart a 6 ans ; il est un peu petit, fluet, mais bien découpé, bien cambré ; les joues sont grosses et rouges, les yeux éveillés, et tout son être respire la santé.

Par contre, tout jeune, il est extrêmement nerveux. Certaines sensations, désagréables pour les autres, sont pour lui de véritables douleurs. A l'âge de 10 ans, il suffisait de lui montrer une trompette pour le mettre en fuite. Son père espéra qu'il lui serait facile de corriger cette terreur enfantine. Un jour il voulut le tenter, mais à la première explosion de ces notes stridentes, l'enfant s'évanouit. Peu s'en fallut qu'il ne fut pris de convulsions.

Et voici une autre preuve que Mozart avait une bonne constitution et presque même l'âme chevillée au corps, c'est que coup sur coup dans sa jeunesse, il contracte plusieurs maladies très graves dont il se remet extrêmement vite, malgré les énormes fatigues que lui infligèrent ses voyages et ses travaux.

C'est à Vienne, à la fin de l'année 1762, qu'il est assailli âgé de 6 ans par la fièvre scarlatine, et un mois et demi après il joue à Presbourg chez des Magnats hongrois.

C'est à Lille, en juillet 1765, à l'âge de 9 ans, qu'il contracte une « fièvre mortelle », très probablement une fièvre typhoïde suivie d'une rechute un mois après à Amsterdam, et pendant sa convalescence, il compose des symphonies, 6 sonates, et plusieurs autres pièces qu'il fait exécuter aussitôt remis.

En octobre 1767, Mozart à 11 ans, il est à Vienne pendant une épidémie de petite vérole. Son père l'emmène dans une campagne des environs, mais l'enfant emporte avec lui la maladie; il est très fortement atteint, reste 9 jours aveugle, et, le premier janvier 1768, il est de retour à Vienne où l'Empereur le charge de composer un opéra.

En octobre 1771, il est de retour à Salzbourg pour l'installation du nouveau souverain Jérôme-Joseph-François de Paule, comte de Collérédo. Mozart a 15 ans, il contracte encore une grave maladie dont nous ignorons la nature, ce qui ne l'empêche pas de composer un opéra pour les fêtes, le *Songe de Scypion*, sa superbe litanie du *Venerabili*, et d'être à Milan, le 4 novembre, pour mettre en scène *Lucio Silla*.

De 1771 à 1782, époque de son mariage, Mozart n'est que deux fois souffrant. En 1781, il est à Munich entrain de monter *Idomenée roi de Crête*. Là il souffre d'un catarrhe opiniâtre, — seule affection de toutes ses maladies qui puisse faire soupçonner une affection du poumon.

Mais avant, en 1778, il garde le lit pendant quelques jours, avec une forte fièvre, à la suite d'une peine de cœur.

C'est que Mozart est un amoureux parfait ; non pas le libertin qui cueille des roses à tous les buissons qu'il rencontre sur sa route ; mais au contraire, un amoureux sincère — plutôt platonique, mais fidèle — un digne frère de Werther. Il faut rejeter toutes les accusations de libertinage que l'on a prêté à Mozart dans sa vie, soit avec ses élèves, soit avec des actrices ; ce ne sont que des calomnies lancées contre lui par la cabale. Mozart a aimé trois fois dans sa vie, mais trois fois sincèrement, et pour ainsi dire... *crescendo*.

Son premier amour date de 1771. Il avait 15 ans. Son cœur, on le voit, était aussi précoce que son génie. Son idole avait 10 ans de plus que lui, elle était fiancée, et son mariage, aussi bien que le retour de Mozart en Italie, « coupa dans la racine cette première fleur d'une âme tendre et passionnée. »

En 1778, ce fut plus sérieux. Il avait alors 22 ans et il aimait passionnément Aloyse Weber, la fille d'un copiste de Mannheim, très bonne cantatrice, qui devait plus tard épouser le comédien Lange. Pour le moment, Mozart, obéissant à son père dût quitter Mannheim pour Paris et, au moment de la séparation, il tomba sérieusement malade.

Son troisième amour, ce fut celui qu'il ressentit pour sa propre femme, Constance Weber, la sœur de son infidèle Aloyse. Son mariage fut un véritable roman, et pendant les neuf ans qu'il vécut ensuite, son amour ne s'affaiblit pas un seul instant.

D'ailleurs, Mozart était arrivé vierge au mariage : « La nature parle en moi, dit-il, dans une lettre du 15 décembre 1781, écrite pour obtenir l'autorisation paternelle, aussi haut que dans tout autre et peut-être même avec plus de force que dans quelque rustre épais et grossier. Cependant il m'est impossible de régler ma conduite sur celle des jeunes gens de mon âge. D'un coté j'ai l'esprit trop sincèrement religieux, j'ai trop d'honnêteté, trop d'amour du prochain pour me résoudre à tromper quelque innocente créature. D'un autre côté, ma santé m'est infiniment trop précieuse pour que je la hasarde dans un commerce équivoque. Aussi puis-je jurer devant Dieu que jusqu'à ce jour je n'ai eu à me reprocher aucune défaillance. »

Or, Mozart avait 26 ans et il avait toujours

vécu dans un monde libre, au milieu des séductions
et des mœurs faciles du théâtre. Les historiens veulent voir là une preuve de la pureté morale de
l'homme. Sans vouloir ternir en rien la brillante
étoile de notre héros, nous préférons y voir une
preuve de l'influence anaphrodisiaque d'un travail
exagéré.

Nous sommes arrivés à l'époque du mariage de Mozart. Notre héros à 26 ans et nous avons
vu que jusqu'ici, ni dans ses antécédents héréditaires ni dans sa vie pathologique, il n'y avait rien, aucun symptôme qui puisse dénoncer une tuberculose
au début. Mozart a été malade, souvent même, mais
toujours ou presque toujours il a été atteint d'affections spéciales : scarlatine, petite vérole, etc.

Mais au moment ou notre héros vient d'entrer en ménage, maintenant qu'il est réellement un
homme, il serait bon de voir quel est l'état de son
organisme, de lui faire passer, pour ainsi dire, un
conseil de révision.

A 26 ans, Mozart était petit et maigre, avec
le teint mat et pâle. Les membres étaient bien pris
et de proportions harmonieuses. La tête était très
forte et très grosse, le nez énorme, l'œil grand,
mais le regard vague et distrait. Bien qu'il eut la
vue courte, il ne voulut jamais porter de lunettes.

Moralement, Mozart est dans la plénitude
de son génie, mais physiquement il est déjà bien
abattu, bien faible. Pour un rien, pour une veillée

plus prolongée, pour un travail plus acharné, pour une émotion un peu forte, Mozart s'évanouit ou s'alite. Il n'a plus que 9 ans à vivre et déjà il se sent très faible.

Trois causes l'ont réduit à cet état là.

La première cause nous la connaissons, ce sont ses maladies successives. Si vite se rétablit-on d'une scarlatine, d'une fièvre typhoïde, ou d'une petite vérole, on n'en garde pas moins dans l'organisme les traces profondes du mal qui vous a frappé. Mozart était peut-être né pour faire un centenaire, mais les atouts qu'il reçut de suite pendant les 20 premières années, doivent être pour une bonne part dans sa mort précoce.

Mais il y a une seconde cause à cet affaiblissement : ses voyages. A une époque ou les communications étaient très difficiles et très pénibles, Mozart commence à voyager à 5 ans 1/2 pour ne s'arrêter qu'à 26, quand il se fixe définitivement à Vienne ; et encore, dans les dernières années, devait-il faire plusieurs voyages à Prague et à Berlin. Et quels voyages : L'Italie jusqu'à Naples, l'Autriche, la Hongrie, l'Allemagne, la France, Londres, la Hollande, etc., etc. ; il va partout, par tous les temps, roulant sur toutes les routes, passant plusieurs jours et plusieurs nuits sans sommeil, dans de lamentables chaises de poste, sans espoir de repos dans les villes où il ne s'arrête que pour donner des concerts, soit comme exécutant soit comme chef d'orchestre, écrire des opéras ou des symphonies et se rendre de diners en diners, de réceptions en réceptions.

Aujourd'hui même, avec les commodités des chemins de fer, beaucoup de nos grands musiciens trembleraient devant de telles fatigues. Et que l'on oublie pas que ce n'est pas un adulte qui accomplit ces tours de forces, mais un bambin de 6 ans ou un gamin de 15 ans.

Enfin il y a une autre raison, à l'affaiblissement de Mozart, et c'est certainement la plus importante : son travail. Mozart a travaillé d'une façon colossale pendant toute son existence. A cinq ans, il composait des concertos pour clavecin ; sur son lit de mort, il essayait d'achever son *Requiem*. Entre ces deux époques là, il ne compose pas moins de 179 ouvrages. Quel génie a jamais donné l'exemple d'une si prodigieuse fécondité ?

Et avec quelle ardeur, avec quelle fièvre il se met au travail. Convalescent, il compose à un petit bureau sur son lit. Il compose en chaise de poste : il s'assimile d'un seul coup le *Miserere* à Saint-Pierre de Rome. C'est dans une seule nuit, la veille de la première représentation, qu'il compose l'ouverture des *Noces du Figaro*.

Et que l'on ne nous objecte pas la faculté avec laquelle Mozart composait, improvisait. Pour lui, plus que pour tout autre musicien, il faut appliquer ce mot si juste de Napoléon : « L'inspiration n'est que la solution instantanée d'un problème longtemps médité ».

***

Nous venons de voir quels ont été les facteurs de la faiblesse de Mozart au moment de son mariage. Il va maintenant s'en ajouter un autre plus terrible encore et qui va hâter le dénoûment : la misère.

Applaudi partout, fêté partout, voyant ses œuvres jouées sur tous les théâtres d'Autriche, d'Allemagne, d'Italie et de France, Mozart va littéralement mourir de faim à côté de sa femme toujours malade.

Le lendemain de leur mariage, les deux époux n'ont pas un florin en poche. Quelques temps après, Mozart est obligé d'écrire à la baronne de Waldstoeden pour lui demander un pot de bière, parce que sa femme est enceinte et qu'il n'a pas d'argent pour lui en payer. Un autre jour, un de ses amis le surprit en train de faire danser furieusement sa femme autour de la chambre, pour se réchauffer, parce qu'il faisait un froid de loup et qu'il n'avait pas de bois. Trois enfants naissent coup sur coup dont deux seuls vivent. Sa femme est malade, obligée d'aller à Bade où elle trouve l'hospitalité chez un maître d'école Stoll. Et malgré ces charges continuelles et accablantes, les revenus diminuent de plus en plus, et Mozart a beau se débattre, lutter, s'adresser partout, frapper à toutes les portes, la misère devient épouvantable.

Et quand enfin la fortune se décide à venir,

quand, après le succès de la *Flûte enchantée*, on lui écrit de toutes parts pour lui offrir des places splendides et un avenir assuré, quand le bonheur se décide enfin à sourire au pauvre maître, il est trop tard.

Mozart a tant souffert, a tant lutté, qu'une circonstance, banale en somme, vient détraquer ce pauvre cerveau et n'y laisser que le génie musical. Dans les derniers mois de sa vie, Mozart vit sous le coup d'une idée fixe épouvantable, d'une véritable hallucination d'aliéné.

L'intendant du comte de Walsegg vient lui commander un *Requiem* ; cet homme est vêtu de noir, grave, peu causeur et Mozart croit brusquement que cet inconnu vient lui commander de travailler à sa propre messe d'enterrement. Depuis ce moment, juillet 1791, jusqu'en décembre, cette idée s'incruste de plus en plus dans son cerveau ; Mozart s'évanouit chaque fois qu'il voit cet homme. « Je le vois continuellement devant moi, dit-il, m'oppresse, me sollicite, malgré moi. Ainsi lorsque je veux m'arrêter, le repos me fatigue et me harasse plus que le travail... Hélas ! on ne peut changer sa destinée... quant à moi je dois terminer mon hymne funèbre et je ne veux pas laisser mon œuvre inachevée ».

Sa femme accourt de Bade, Mozart n'est plus que l'ombre de lui-même. Le peu d'embonpoint qu'il avait s'était fondu en quelques jours comme de la neige au soleil ; sa pâleur était effrayante, l'éclair de ses yeux était éteint et sa faiblesse était devenue telle qu'il perdait connaissance à chaque instant.

Sa femme le soigne, cache le *Requiem* au fond d'un placard, et par ses bons soins, le pauvre moribond semble se remettre un peu. Mais dès le milieu du mois de novembre le mal empire rapidement; ses pieds et ses mains sont considérablement enflés ; il se sent envahi par une sorte de paralysie et il est obligé de se mettre au lit.

L'agonie commençait. Elle devait durer jusqu'au 5 décembre : agonie terrible, entremêlée d'étouffements douloureux, et de périodes de repos où il travaillait toujours à son *Requiem*. Le 4, son médecin vient le voir une dernière fois et ordonne des compresses d'eau froide sur la tête. Elles provoquent une commotion violente et jettent le pauvre moribond dans une prostration absolue.

A une heure du matin tout était fini; et le lendemain, par un ouragan de neige épouvantable, Mozart quittait, dans le corbillard des indigents, sa pauvre chambre dont presque tous les meubles avaient été vendus, pour aller dormir son dernier sommeil dans la fosse commune. Quand on lit les détails de ses funérailles, on se sent rougir de honte pour les contemporains de celui qui avait été le messie de la musique moderne.

***

Et maintenant que nous avons dressé l'observation exacte de Mozart, passons au diagnostic.

Deux affections ont tué Mozart ! Une première chronique datant de ses premières années et grandissant chaque jour, composée de travail exagéré, de fatigue épouvantable, et de misère profonde. On devrait pouvoir dire d'un homme comme d'un moteur. « Cette machine est usée, elle a trop servi ». Le mot « usé » s'applique admirablement à notre héros, il arrive à 39 ans « usé », « miné », ayant dépensé déjà toute sa force vitale.

Et c'est alors que vient se greffer l'affection qui l'emporte : si nous considérons son *amaigrissement rapide*, *ses étouffements*, *ses syncopes*, *l'enflure de ses pieds et de ses mains*, sa *parésie*, si nous nous rappelons qu'il a eu, étant jeune, la scarlatine, nous sommes bien tentés de croire à une *néphrite*. Et si l'on tient compte de son excessive faiblesse quand il sent les premières attaques du mal, on comprendra facilement que la néphrite n'ait mis que de juillet en décembre, six mois pour terrasser un homme qui avait été obligé de lutter toute sa vie... pour avoir du pain.

TABLE

	Pages
Préface	1
Saint Hilaire, évêque de Poitiers (303-372)	9
La prostitution au temps d'Isabeau de Bavière	29
Rabelais hygiéniste et thérapeute	69
Quelques mots sur François II	99
La petite vérole d'Elizabeth de France, reine d'Espagne	115
Une visite à la « Cour des Miracles »	141
La naissance d'un roi	155
Christine de Suède et Bourdelot	177
Un apothicaire au temps du Grand-Roi	205
De quoi est mort Mozart ?	237

Châteauroux. — Typ. et Lith. Langlois

www.ingramcontent.com/pod-product-compliance
Ingram Content Group UK Ltd.
Pitfield, Milton Keynes, MK11 3LW, UK
UKHW022008170726
13837UKWH00001B/65